AF240538

THÉRAPEUTIQUE CHIRURGICALE

CONTEMPORAINE

THÉRAPEUTIQUE CHIRURGICALE CONTEMPORAINE

PAR

Albert HEYDENREICH

PROFESSEUR DE CLINIQUE CHIRURGICALE
A LA FACULTÉ DE MÉDECINE DE NANCY
MEMBRE CORRESPONDANT DE LA SOCIÉTÉ DE CHIRURGIE DE PARIS

———

PARIS

G. STEINHEIL, LIBRAIRE-ÉDITEUR

2, RUE CASIMIR-DELAVIGNE, 2

1888

PRÉFACE

L'époque contemporaine est de celles qui marqueront dans l'histoire de la chirurgie. La méthode antiseptique, consécration pratique des doctrines microbiennes, est venue donner aux chirurgiens une sécurité, qu'ignoraient nos devanciers, et leur a permis d'aborder avec succès des tentatives jusque-là téméraires.

Cette découverte a imprimé à la thérapeutique chirurgicale une impulsion éminemment bienfaisante, et pourtant elle a créé un danger redoutable, en encourageant les témérités opératoires, qui journellement compromettent sans raison tant de vies humaines.

Passer en revue cette évolution de la chirurgie serait une œuvre immense, que je n'ai pas eu l'ambition d'entreprendre. Mon but est plus modeste.

Chargé, depuis près de trois ans, d'exposer aux lecteurs de la *Semaine médicale* les actualités de thérapeutique chirurgicale, j'ai songé à réunir ces études. Toutefois ce volume n'est pas une simple réimpression : il contient des chapitres inédits, et plusieurs des articles, qui avaient paru déjà, ont subi des remaniements.

Dans ces études, ma préoccupation a été de présenter, sous une forme simple et claire, des questions parfois complexes et ardues. Obéissant aux tendances de la chirurgie française, j'ai cherché à me dégager à la fois d'un entraînement irréfléchi vers les nouveautés opératoires et d'un attachement exagéré aux principes, qui hier encore guidaient les chirurgiens.

La pensée, que mes efforts n'auront pas été absolument infructueux, m'a encouragé à faire paraître ce livre.

A. HEYDENREICH.

Octobre 1887.

CHAPITRE PREMIER

COU ET POITRINE

I

Quelques accidents consécutifs à l'extirpation du corps thyroïde.

Tétanie. — Aplatissement de la trachée. —Myxœdème opératoire ou cachexie strumiprive. — La cachexie strumiprive n'a été observée qu'après l'ablation totale du corps thyroïde.

L'extirpation du corps thyroïde est une opération généralement acceptée aujourd'hui par les chirurgiens. Si ses résultats immédiats laissent à désirer dans le cas de cancer de l'organe, ils sont devenus très favorables dans le cas de goître bénin, grâce aux perfectionnements apportés au manuel opératoire. Cependant, dans ces dernières années, l'attention des chirurgiens a été attirée sur certains accidents consécutifs à l'opération et que l'on ne saurait perdre de vue.

Je ne m'occuperai pas, dans cette étude, de l'opération elle-même. Je ne passerai pas non plus en revue tous les accidents dont elle a pu être l'origine. Je ne m'étendrai que sur la tétanie, l'aplatissement de la trachée et la cachexie strumiprive.

I

La tétanie a été observée, à la suite de l'extirpation du corps thyroïde, assez souvent pour que Schramm (1) ait pu réunir 20 cas relatifs à cette complication. Deux de ces faits concernent des hommes, tandis que toutes les autres observations se rapportent à des femmes, le plus souvent à des jeunes filles.

La tétanie peut apparaître le jour même de l'opération ; plus souvent elle ne débute que les jours suivants. Les phénomènes nerveux sont caractérisés surtout par des crampes douloureuses et par des spasmes tétanoïdes des pieds et des mains ; les muscles innervés par le facial peuvent participer à l'affection. Ces phénomènes persistent ordinairement pendant plusieurs jours, puis disparaissent ; mais ils sont sujets à récidiver. Une femme de vingt-huit ans, opérée par Reverdin pour un goître suffocant, a été prise le jour même d'un accès de tétanie et est morte peu de temps après.

L'explication de ces phénomènes est obscure. Il est à remarquer que cette complication n'est apparue qu'à la suite des extirpations totales du corps thyroïde, et, d'autre part, on ne l'observe pas après l'ablation des tumeurs volumineuses du cou qui ne siègent pas sur

(1) SCHRAMM (*Centralbl. f. Chir.*, 1884, n° 22).

cet organe, lors même qu'on est obligé de lier de nombreux vaisseaux. Il semble donc y avoir ici une cause spéciale au corps thyroïde. S'agit-il du rôle encore inconnu que joue le corps thyroïde dans l'organisme ? Ou bien le trouble, apporté dans la circulation cérébrale par l'extirpation de cet organe, est-il seul en jeu ? J'examinerai plus loin cette question, à l'occasion de la cachexie strumiprive.

II

Il y a plusieurs années déjà que Rose (1) a conseillé de faire précéder l'extirpation du corps thyroïde par une trachéotomie préliminaire. D'après Rose, il peut arriver que la trachée ait subi des altérations de texture, qui rendent ses parois flasques et dépressibles, et cet aplatissement trachéal est la cause de ces morts subites que l'on a signalées pendant la thyroïdectomie. Aussi Rose, pour éviter ce danger, introduit-il dans la trachée une canule très longue, de manière à dépasser la limite inférieure de la portion ramollie.

Cette opération préliminaire a été rejetée par de nombreux chirurgiens. Il s'en faut de beaucoup, en effet, que la trachée en ruban soit une conséquence forcée du goître ; et, d'autre part, l'interprétation, que Rose donne de ce phénomène, est des plus contestables.

D'après Kocher (2), la facilité de l'affaissement de la

(1) ROSE (*Arch. f. klin. Chir.*, Bd. XXII, S. I, 1878).
(2) KOCHER (*Centralbl. f. Chir.*, 1883, n° 11, p. 649).

trachée par les mouvements et la pression atmosphérique s'explique par la simple déformation de l'organe
en fourreau de sabre, sous l'influence de la pression
du goître. Kocher rapporte, à l'appui de son opinion,
l'observation suivante :

Une femme de vingt-neuf ans subit l'extirpation
totale d'un goître volumineux. Le lobe droit fut enlevé
le premier, et l'on constata que la trachée, très adhé-
rente au corps thyroïde, était complétement aplatie en
fourreau de sabre. Pendant les inspirations, la paroi
droite de la trachée était refoulée si fortement contre
la paroi gauche que, pour enlever le lobe gauche,
Kocher accrocha avec une érigne la paroi droite du
conduit et la maintint écartée. L'opération terminée,
le chirurgien passa, à l'aide d'une aiguille courbe, un
gros fil de catgut dans l'épaisseur des deux parois
opposées de la trachée, de façon à adosser, dans l'intérieur du conduit, l'anse du fil au bord antérieur du
fourreau de sabre : puis, ramenant en avant les extrémités du fil, il les noua sur ce bord. Les parois latérales de la trachée se trouvèrent ainsi écartées l'une
de l'autre, et le bord antérieur saillant fut refoulé en
arrière. Le résultat fut parfait ; la trachée demeura
libre, et la plaie guérit sans accident.

Cette observation est probante. Il est évident que, si
la trachée avait été ramollie, la suture, ne pouvant
prendre un point d'appui sur le bord antérieur du conduit, eût rétréci ce dernier, au lieu de le dilater. Si,
avant l'ablation du goître, la trachée, même déformée
en fourreau de sabre, ne s'affaisse pas toujours sous

l'influence de la pression atmosphérique, cela tient, ajoute Kocher, à ce que les deux lobes et l'isthme du corps thyroïde, auxquels adhère la trachée, jouent le rôle de tuteurs et se comportent comme le fil de catgut après l'opération que j'ai relatée.

L'opinion de Kōcher est pleinement confirmée par les recherches de Bruns (1) et de son assistant Müller (2). L'examen histologique de 21 trachées comprimées n'a jamais permis à ces auteurs de constater la moindre dégénérescence des anneaux cartilagineux de la trachée.

La conclusion, à laquelle nous aboutissons, est que, pour éviter les accidents asphyxiques consécutifs à l'ablation du corps thyroïde, il vaut mieux recourir à un moyen analogue à celui qu'a employé avec succès Kocher. Autant que possible, on devra éviter la trachéotomie, qui a pour résultat de diminuer encore la résistance de la trachée et qui est un obstacle au maintien de l'asepsie de la plaie.

III

J'arrive maintenant à un accident tardif des plus singuliers, signalé pour la première fois par Jacques-Louis Reverdin et Auguste Reverdin (3) et nommé par

(1) BRUNS (*Sammlung klin. Vortræge von R. Volkmann*, n° 76).
(2) MULLER (*Mittheilungen aus der chirurgischen Klinik zu Tübingen*, 1884, Hft. 3, S. 371).
(3) JACQUES-LOUIS REVERDIN ET AUGUSTE REVERDIN (*Revue médicale de la Suisse romande*, avril, mai et juin 1883).

oux *myxœdème opératoire*. Il consiste dans les phénomènes suivants :

Deux ou trois mois après l'extirpation de leur goître,
au milieu d'une santé parfaite, quelques-uns des opérés, hommes ou femmes, ont été pris d'un affaiblissement général croissant, avec teint jaunâtre, terreux,
bouffissure des traits, gonflement des mains qui sont
devenues maladroites, sensibilité extrême au froid,
même en été, lenteur de la parole et de la pensée,
diminution de la mémoire. Ces opérés avaient tous
subi l'extirpation totale du corps thyroïde.

Des observations semblables ont été faites par Kocher, qui les a exposées au douzième Congrès allemand de chirurgie (1). Dans les cas où il a opéré avant
que la croissance fût terminée, il a vu souvent se développer un état cachectique progressif, qu'il a désigné
sous le nom de *cachexie strumiprive*. Cet état, constaté plus rarement chez les opérés adultes, était caractérisé par une forte anémie, de la bouffissure de la
face et une diminution de l'activité cérébrale, en un
mot par un état voisin du crétinisme.

Quelques semaines après cette communication de
Kocher, Baumgærtner (2), qui avait déjà fait, dans l'espace de deux ans, 19 extirpations de goître, vit deux malades lui refuser l'opération parce qu'ils préféraient,
disaient-ils, conserver leur goître avec ses inconvénients plutôt que de devenir crétins. Baumgærtner fit
alors des recherches sur le sort de ses opérés anté

(1) KOCHER (*Verhandl. der deutschen Gesellschaft f. Chir.*, Berlin, 1883).
(2) BAUMGÆRTNER (*Arch. f. klin. Chir.*, Bd. XXXI, S. 119).

rieurs, sur lesquels 3 avaient succombé aux suites de l'opération, tandis que les 16 autres avaient guéri.

Il trouva que tous les opérés d'extirpation partielle, au nombre de 5, se portaient parfaitement. Sur 11 opérés d'extirpation totale, 4 présentaient plus ou moins les symptômes de la cachexie strumiprive.

Deux de ces malades (des femmes) avaient été prises, au bout de quelques mois, d'une parésie progressive des dilatateurs de la glotte avec conservation de la fonction des constricteurs, puis d'un rétrécissement graduel et enfin d'une occlusion de la glotte. Dans cet état, la première malade, une fille de quinze ans, présentait tous les signes de la cachexie strumiprive ; la seconde malade, une femme de cinquante–six ans, rappelait un peu le même aspect. La trachéotomie amena, d'ailleurs, une diminution progressive de ces symptômes.

La troisième opérée, une femme de vingt-trois ans, avait présenté également, au bout d'un an, des symptômes de cachexie. Ils avaient débuté par une parésie des adducteurs de la glotte, par suite de laquelle la glotte demeurait ouverte. Les adducteurs avaient repris entièrement leurs fonctions au bout de deux mois d'électrisation faradique ; mais il s'était développé graduellement une parésie du muscle crico-aryténoïdien postérieur gauche avec persistance d'un certain degré de dilatation de la glotte.

Enfin le quatrième fait concernait une fille de vingt-deux ans, qui n'avait présenté que des symptômes légers et passagers de cachexie. Chez elle aussi, il y avait eu un peu de paresse des dilatateurs de la glotte, mais cette paresse avait disparu par la faradisation.

D'après Baumgærtner, les troubles généraux, signalés par Kocher, sont sous la dépendance d'un rétrécissement paralytique des voies aériennes, et cette paralysie tiendrait à la rétraction progressive du tissu cicatriciel, qui comprimerait alors le nerf récurrent. D'après le même auteur, le récurrent pourrait aussi être affecté secondairement, les filets du sympathique se prenant les premiers et transmettant l'altération au récurrent par l'intermédiaire du ganglion cervical supérieur.

Kocher déjà avait songé à rattacher les troubles généraux au rétrécissement des voies aériennes, et il attribuait celui-ci à l'atrophie de la trachée consécutive à la ligature des vaisseaux thyroïdiens. Baumgærtner n'a pas observé cette atrophie ; d'ailleurs, au lieu de lier l'artère thyroïdienne inférieure loin du goître, comme le conseille Kocher, il l'a liée à son entrée dans le goître, conservant ainsi les branches artérielles qui se rendent à la trachée, au larynx et à l'œsophage.

Si la théorie de Kocher semble devoir être écartée, est-ce à dire que celle de Baumgærtner soit de tout point acceptable ? Sans doute des troubles respiratoires ont été observés parfois. Mais l'état crétinoïde est-il absolument sous leur dépendance ? N'y a-t-il pas à tenir compte de l'ablation d'un organe, dont les fonctions et le rôle nous sont inconnus ?

De nombreuses expériences ont été faites pour éclaircir la question des fonctions du corps thyroïde. Le rôle sanguificateur de cet organe est connu. Mais, de plus, d'après Liebermeister, Guyon, Schiff, Zesas, il joue un rôle plus important, celui de régulateur de la circulation cérébrale. Son ablation, contrairement à ce qui a lieu pour l'extirpation de la rate, détermine, chez les animaux, des phénomènes d'anémie cérébrale, tels que somnolence, hésitation des mouvements, contractions fibrillaires des muscles, phénomènes d'anesthésie, etc.

Postérieurement à ses premières recherches, Schiff (1) a fait une nouvelle série d'expériences sur les effets de l'ablation du corps thyroïde, et il est arrivé à des conclusions singulières. Ayant remarqué que la plupart des animaux, à qui il enlevait en une seule séance le corps thyroïde, finissaient par succomber, tandis qu'ils survivaient lorsque l'extirpation était faite en deux temps avec un intervalle d'une quinzaine de jours, Schiff se demanda s'il n'existait pas un organe susceptible de suppléer le corps thyroïde.

L'ablation préalable des capsules surrénales ne modifia en rien les résultats précédents. Les capsules surrénales ne sont donc pas des organes supplémentaires du corps thyroïde.

Mais Schiff eut l'idée de transplanter le corps thyroïde d'un chien dans la cavité péritonéale d'un autre chien, puis de faire quelque temps après, en une seule séance, l'extirpation du corps thyroïde de ce second animal. Chaque fois que cette deuxième opération fut faite de deux à quatre semaines après la première, l'animal survécut; mais la survie cessa d'être cons-

(1) SCHIFF (*Revue médicale de la Suisse romande*, 1884, no 8).

tante lorsque la seconde opération fut faite plus de quatre à cinq semaines après la première. D'ailleurs, le corps thyroïde transplanté se trouvait à peu près résorbé après deux ou trois semaines.

Schiff arrive finalement à cette conclusion que le corps thyroïde élabore une substance, qui est lancée dans le torrent circulatoire et qui est nécessaire à d'autres organes, spécialement aux centres nerveux.

Les expériences de Colzi (1) peuvent être interprétées dans le même sens, bien que leur auteur en ait tiré des conclusions différentes. Colzi a remarqué que, chez les animaux, les accidents consécutifs à l'extirpation totale du corps thyroïde disparaissent temporairement lorsque l'on met le système circulatoire de l'animal opéré en communication avec celui d'un animal sain. Les accidents reparaissent ensuite au bout de deux ou trois jours.

En résumé, les faits cliniques et expérimentaux s'accordent pour démontrer que l'intégrité des fonctions du corps thyroïde est d'une grande importance chez tous les sujets, mais plus spécialement chez ceux dont la croissance n'est pas achevée, L'ablation partielle de cet organe n'a pas une influence fâcheuse bien marquée ; mais souvent il n'en est pas de même pour l'ablation totale.

Nous tirerons de là cette conclusion que l'ablation totale du corps thyroïde doit être évitée autant que possible, surtout chez les sujets jeunes. On est même en droit de se demander si cette opération est légitime,

(1) COLZI (*Lo Sperimentale*, août 1884)._

en dehors des cas où elle se présente comme la seule
ressource susceptible de sauver un malade d'une mort
imminente. Au contraire, l'ablation partielle du corps
thyroïde n'expose pas aux accidents de la cachexie
strumiprive ; c'est à elle que le chirurgien devra toujours recourir de préférence.

II

L'énucléation intraglandulaire du goître.

L'énucléation intraglandulaire du goître est basée sur ce fait que, dans le goître, les parties malades se présentent d'ordinaire sous forme de nodosités circonscrites, isolées des parties glandulaires saines. — Manuel opératoire. — Avantages de la méthode.

L'attention des chirurgiens a été attirée, depuis quelques années, sur un certain nombre d'accidents consécutifs à l'extirpation du corps thyroïde. Le plus important, signalé en 1883 par Jacques-Louis Reverdin et Auguste Reverdin, puis par Kocher, est le *myxœdème opératoire* ou *cachexie strumiprive*, sur lequel j'ai insisté dans l'étude précédente.

La cachexie strumiprive n'a été observée qu'après l'ablation totale du corps thyroïde; on se met à l'abri de cet accident, en se bornant à une ablation partielle. L'extirpation totale de l'organe, dans le cas de goître, se trouve ainsi condamnée, et les chirurgiens ont cherché à conformer à ce principe leur manière d'opérer.

Une opération, qui, à ce point de vue, me paraît appelée à un grand avenir, est l'énucléation intraglandulaire des parties du corps thyroïde qui ont subi la dégénérescence goîtreuse. Elle est pratiquée depuis plusieurs années par Socin (de Bâle), entre les mains duquel elle a donné d'excellents résultats.

La méthode de Socin a été exposée par Garré (1) ;
c'est à lui que j'emprunte les détails qui suivent.

I

L'opération, dont il s'agit, est semblable à celle que
plusieurs chirurgiens, Julliard, Rottmann, Burckhardt,
ont pratiquée dans le goître kystique ; elle a été
appliquée une fois également par J. Reverdin à l'énucléation d'une nodosité goîtreuse. L'innovation due à
Socin consiste dans la généralisation de la méthode à
l'extirpation de tous les goîtres, dans lesquels l'intervention chirurgicale est indiquée.

Il est à remarquer que, dans la très grande majorité
des cas de goître que l'on a à opérer, les parties malades
se présentent sous forme de nodosités circonscrites,
isolées des parties glandulaires saines par une capsule
plus ou moins épaisse. Si l'on respecte strictement
cette délimitation naturelle, l'énucléation de la tumeur
peut être menée à bonne fin. Ce qui est difficile dans
l'opération, c'est de découvrir la capsule.

Lorsque les nodosités goîtreuses sont superficielles,
la couche glandulaire saine qui les recouvre semble
souvent, à l'œil nu, n'être autre chose qu'une mince
membrane de tissu conjonctif. Supposons que l'on
néglige de séparer cette couche et que l'on poursuive
en dehors d'elle la dissection de la tumeur, on s'écartera
de plus en plus des parties qui constituent, à proprement parler, le goître ; on atteindra nécessairement les

(1) GARRÉ (*Centralblatt für Chirurgie*, 6 nov. 1886).

limites du corps thyroïde lui-même, et, si l'erreur n'est reconnue à temps, on se trouvera amené finalement à pratiquer l'extirpation de tout un lobe ou même de la totalité du corps thyroïde. Mais, à l'examen de la pièce, on s'apercevra qu'indépendamment des parties malades on a enlevé une couche de tissu glandulaire normal, couche de plus en plus épaisse à mesure qu'on s'avance en dehors et en arrière.

Qu'il s'agisse, au contraire, d'une nodosité goîtreuse située dans la profondeur du corps thyroïde, il est indispensable, pour arriver jusqu'à elle, de traverser une couche de tissu sain, qui saigne abondamment et qui atteint souvent 2 centimètres d'épaisseur. On reconnaît que l'on est arrivé jusqu'aux parties malades lorsqu'on aperçoit une capsule ordinairement bleuâtre, transparente, pauvre en vaisseaux.

Une fois la capsule sûrement reconnue, l'opération devient facile. Les goîtres les plus volumineux se laissent énucléer avec un instrument mousse, en grande partie même avec le doigt. L'énucléation se fait en quelques minutes, sans autre inconvénient que celui de provoquer parfois une hémorrhagie notable, mais uniquement veineuse.

Socin recommande bien de ne pas s'écarter de la capsule et de n'entreprendre l'énucléation qu'après être certain d'être arrivé sur cette capsule. Pour peu que l'on n'observe pas ces préceptes, on risque de pénétrer dans l'épaisseur de la glande thyroïde, provoquant ainsi une hémorrhagie abondante et n'aboutissant à aucun résultat utile.

Dans les lobes latéraux du corps thyroïde, il est rare que le goître soit entouré de tous côtés d'une couche de substance normale d'égale épaisseur. Or il est évident que l'énucléation sera d'autant plus facile que l'on opérera du côté où la nodosité à extirper est plus superficielle. Selon les cas, on attaquera donc l'organe par devant ou par le côté.

On peut énucléer d'un même corps thyroïde plusieurs nodosités, soit par une incision unique, soit par plusieurs incisions, et cela sans léser aucun vaisseau important. En général, l'hémorrhagie est faible et surtout parenchymateuse ; la compression suffit d'ordinaire à l'arrêter, car les nodosités goîtreuses ne reçoivent pas de gros vaisseau et ne possèdent pas de hile. Si l'on était obligé, pour arriver jusqu'à ces nodosités, de traverser une couche glandulaire épaisse, il y aurait lieu de se garer de l'hémorrhagie, en appliquant des pinces hémostatiques à mesure de la division de ce tissu.

Quand l'énucléation est achevée, on réunit, à l'aide de quelques points de suture au catgut, les lèvres de la coque de tissu glandulaire sain qui reste en place ; on a soin toutefois d'y ménager une ouverture, par laquelle on introduit un tube à drainage. La suture de la plaie termine l'opération.

II

A l'époque où Socin s'est décidé à adopter, pour l'extirpation du goître, la méthode que je viens d'exposer, la cachexie strumiprive était encore totalement inconnue. Les motifs, qui l'ont poussé à abandonner le procédé généralement en usage, sont d'un autre ordre.

On connaît les difficultés de l'extirpation du corps thyroïde. Au contraire, l'énucléation intraglandulaire du goître est relativement facile et sans danger. On reste à une certaine distance des gros vaisseaux de la glande thyroïde ; par suite, on n'a pas à redouter d'hémorrhagie sérieuse, et l'on est à l'abri des hémorrhagies secondaires. De même, on ne peut léser ni les nerfs récurrents, ni les autres filets nerveux du cou, puisqu'on opère dans l'intérieur du corps thyroïde.

Le résultat esthétique est aussi incomparablement meilleur après l'énucléation intraglandulaire. Car, en n'enlevant que les parties malades, on ne fait pas disparaître cette sorte de coussin naturel, qui de chaque côté occupe l'espace intermédiaire entre la trachée et le muscle sterno-cléido-mastoïdien. Dès lors, on ne voit pas le cou prendre, après la cicatrisation, cet aspect désagréable, qui fait songer à un faisceau de cordes.

Ce sont là les principaux avantages que recherchait Socin. Mais sa méthode en présente d'autres encore, qui sont au moins aussi importants.

Sur un total de 50 énucléations de goîtres, Socin n'a jamais observé comme accident consécutif la tétanie. C'est là une complication d'ordinaire plus pénible que dangereuse ; cependant une opérée de Reverdin, âgée de vingt-huit ans, a été prise d'un accès de tétanie le jour même de l'opération et est morte peu de temps après. Il ne s'agit donc pas d'un accident à dédaigner.

Socin attribue l'absence de tétanie, chez ses opérés, à ce fait que, dans l'énucléation, les filets nerveux du cou ne risquent pas d'être intéressés. Cette interprétation est des plus contestables. La tétanie n'a été observée qu'à la suite des extirpations *totales* du corps thyroïde, et je ne sache pas qu'elle ait suivi jamais l'ablation des tumeurs volumineuses du cou qui ne siègent pas sur cet organe. Il semble donc qu'ici la cause de la tétanie soit en rapport avec les fonctions de la glande thyroïde.

Une remarque du même ordre est applicable à la cachexie strumiprive, qui n'a succédé qu'à l'extirpation totale du corps thyroïde. Pour expliquer ces phénomènes, je ne pense pas qu'il faille songer au rôle régulateur de la circulation cérébrale, que l'on attribue au corps thyroïde. Je suis porté à croire bien plutôt que cet organe élabore une substance nécessaire à l'organisme, spécialement aux centres nerveux, ou bien encore qu'il détruit un élément nuisible.

Quoi qu'il en soit, l'énucléation intraglandulaire du goître met à l'abri de la cachexie strumiprive, parce qu'elle n'enlève que les parties dégénérées, permettant ainsi à la portion saine de la glande thyroïde de continuer à accomplir ses fonctions.

Il est un dernier point, dont il n'est pas parlé dans l'article de Garré, mais sur lequel je crois devoir appeler l'attention. Après l'ablation du corps thyroïde, on a remarqué parfois un aplatissement de la trachée, avec tendance à l'occlusion sous l'influence des mouvements respiratoires ; d'où menace d'asphyxie. Il est probable que cet accident est dû à ce que la trachée, déformée en fourreau de sabre par la pression du goître, a perdu, par l'extirpation de la glande thyroïde, les tuteurs qui la maintenaient béante. Or l'énucléation, qui respecte la portion saine du corps thyroïde, laisse en place ces tuteurs naturels et doit, par conséquent, ne pas exposer à ces accidents d'asphyxie.

Ces avantages multiples sont de nature à recommander l'énucléation à l'attention des chirurgiens. Cette opération est rationnelle par le but qu'elle se propose ; si son exécution est réellement aussi simple et ses suites aussi bénignes que le dit Socin, elle est appelée à supplanter les procédés actuellement en usage.

III

De l'extirpation du larynx.

Historique. — Manuel opératoire. — L'extirpation du larynx a été pratiquée presque toujours pour des tumeurs de l'organe. — Les résultats de l'opération doivent engager les chirurgiens à ne la tenter que dans quelques cas bien déterminés.

Dès 1856, Kœberlé (1) avait annoncé la possibilité d'enlever le larynx en totalité ou en partie pour des tumeurs cancéreuses. Cependant, c'est en 1870 seulement que Czerny donna la preuve expérimentale que cette idée était réalisable. Le 31 décembre 1873, Billroth pratiqua la première extirpation du larynx.

L'exemple de Billroth a été suivi par un grand nombre de chirurgiens, à tel point qu'en 1884 Zesas (2) a pu réunir 70 cas d'extirpation du larynx. Dans ce relevé ne figure pas une seule opération pratiquée en France. En effet, la première extirpation du larynx faite en France ne remonte qu'à 1885 ; elle est due à Léon Labbé.

Avant de rechercher les conclusions qui se dégagent de l'examen des faits, je vais rappeler en quelques mots la manière dont se pratique l'opération et les accidents opératoires auxquels elle expose.

(1) KŒBERLÉ (Shewel. *De la laryngotomie thyroïdienne.* Thèse de Strasbourg, 1856).
(2) ZESAS (*Arch. für klin. Chir.*, Bd. XXX, S. 665, 1884).

I

La plupart des chirurgiens, qui ont entrepris l'extirpation du larynx, ont eu recours à l'anesthésie par le
chloroforme. Bottini, qui préféra s'en abstenir par prudence, n'eut pas à se féliciter de sa conduite ; en dépit
d'une anesthésie locale par des pulvérisations d'éther,
il fut notablement gêné par la résistance et les mouvements du patient.

En général, l'opération a été précédée par la trachéotomie, soit que celle-ci ait été nécessitée depuis
un temps plus ou moins long par les troubles de la respiration, soit qu'elle ait été pratiquée spécialement en
vue de l'extirpation du larynx et quelques jours avant
cette dernière. Il est évident que, dès lors, les inhala-
tions de chloroforme ne peuvent se faire que par la
canule trachéale.

Il ne suffit pas que la respiration de l'opéré se trouve
assurée par la trachéotomie préalable, il faut encore
que, pendant l'opération, le sang ne risque pas de s'introduire dans la trachée. Divers appareils ont été imaginés pour atteindre ce but. Parmi eux, la canule tam-
pon de Trendelenburg me semble le mieux répondre à
cette indication ; avec cet instrument, tout l'espace compris entre la surface interne de la trachée et la surface
externe de la canule est solidement garni et garanti
contre toute irruption de liquide.

Au lieu de pratiquer ainsi le tamponnement de la
trachée, on peut, pour éviter l'introduction du sang

dans les voies aériennes, opérer suivant la méthode de Rose, c’est-à-dire en donnant à la tête du malade une position déclive.

Plusieurs chirurgiens ont fait la laryngotomie au moment de l’opération, tantôt dans l’espoir d’extirper la tumeur du larynx, sans extirper l’organe lui-même, tantôt comme premier temps de l’extirpation du larynx et pour en faciliter l’exécution.

L’opération elle-même comprend trois temps : découvrir le larynx, l’isoler et l’enlever.

Pour découvrir le larynx, certains opérateurs se sont contentés d’une incision verticale et médiane. D’autres y ont ajouté des incisions transversales, permettant d’avoir deux lambeaux latéraux.

Quant à l’ablation du larynx, la plupart des chirurgiens ont commencé par sectionner les attaches inférieures de l’organe et l’ont extirpé de bas en haut. Quelques-uns l’ont détaché de haut en bas, achevant l’opération par la section de la trachée.

L’hémorrhagie est l’un des inconvénients de cette opération. Aussi n’est-il pas étonnant que l’on ait utilisé le thermocautère et l’anse galvanocaustique.

En dehors du choc opératoire et des hémorrhagies secondaires, l’accident le plus à redouter, après l’opération, est la pneumonie. C’est surtout pendant la première quinzaine que cette complication peut survenir ; passé ce délai, il est très rare qu’elle éclate.

Schueller (1), par des expériences sur les animaux, a

---

(1) SCHUELLER (*Berlin. klin. Wochenschr.*, 2 octobre 1882).

montré que, par eux-mêmes, les divers ingesta sont incapables, en pénétrant dans les voies respiratoires, d'y déterminer des inflammations ; mais il n'en est plus de même lorsqu'ils se trouvent mêlés à des éléments septiques. La prophylaxie de ces accidents consiste donc à perfectionner le traitement antiseptique après l'opération. Il semble qu'à ce point de vue les tampons d'iodoforme aient été un réel progrès.

J'ajouterai qu'en général, après l'extirpation du larynx, il est indiqué d'alimenter le malade à l'aide de la sonde œsophagienne introduite soit par la plaie, soit par la bouche.

Un larynx artificiel peut être appliqué lorsque la plaie est guérie. Billroth et Gussenbauer ont imaginé un appareil composé de deux canules coudées en caoutchouc, susceptibles de jouer l'une dans l'autre. L'une de ces canules est destinée à être introduite dans la trachée ; la seconde canule, fixée par sa partie inférieure à la première, amène le courant d'air expiré dans l'arrière bouche. Les deux canules sont maintenues en place, comme les canules à trachéotomie, par un léger ruban qui entoure le cou.

Cela fait, une troisième canule en argent, spécialement destinée à la phonation, est adaptée aux deux précédentes. A l'intérieur de cette troisième canule, est enchâssée une languette métallique, qui est mise en vibration par le courant d'air expiré. Ces vibrations sont transmises à l'air de la canule supérieure, et le son qui en résulte est finalement articulé dans le pharynx et la cavité buccale. On peut, en variant l'épais-

seur de la languette métallique, élever ou abaisser le
ton de la voix.

II

Plusieurs statistiques, concernant les résultats de
l'extirpation du larynx, ont paru dans ces dernières
années. Burow (1) réunit un total de 59 observations ;
Solis Cohen (2) en rassembla 65. La statistique de
Zesas (3), parue en 1884, comprend 70 cas d'extirpation
du larynx ; c'est à elle que j'emprunte les données qui
suivent.

L'opération a été pratiquée presque toujours dans
des cas de tumeurs du larynx. Cependant l'un des opérés était atteint de rétrécissement syphilitique du
larynx, un autre de périchondrite du cartilage thyroïde. Tous deux sont morts des suites immédiates de
l'opération.

Deux opérés, ayant présenté l'un un polype, l'autre
un papillome, ont guéri. Un troisième, atteint d'une
tumeur tuberculeuse, a succombé à une tuberculose
pulmonaire deux mois après l'opération.

Cinq malades ont subi l'intervention chirurgicale
pour des sarcomes du larynx. Deux d'entre eux ont
guéri. L'un des trois autres est mort de phthisie pulmonaire au bout de 18 mois ; les deux derniers ont

(1) BUROW (*Archives of laryngology*, avril 1883).
(2) SOLIS COHEN (*College of physicians of Philadelphia, Medical News*, 7 juillet 1883).
(3) ZESAS (*loc. cit.*).

vécu 7 mois et 15 mois, et ont été enlevés par une récidive du mal.

Mais l'affection, qui a surtout motivé l'extirpation du larynx, est le cancer proprement dit de cet organe, c'est-à-dire l'épithéliome et le carcinome. Nous trouvons cette cause indiquée 60 fois, et, si l'on fait abstraction de 3 cas, sur lesquels on n'a pas de renseignement ultérieur, on constate que 15 opérés ont guéri, tandis que 42 sont morts plus ou moins longtemps après l'intervention.

Analysons ces derniers cas. Nous trouvons des indications précises sur la date de la terminaison fatale dans 40 observations. Or, 23 fois la mort est survenue de 36 heures à 15 jours après l'opération, tandis que, dans 17 cas, l'opéré a survécu pendant un temps qui a varié de deux semaines à 12 mois.

Parmi les 23 opérés qui sont morts dans les 15 jours qui ont suivi l'opération, 12 ont succombé à une pneumonie, 3 au collapsus, 3 à l'épuisement ; les autres ont été enlevés par des complications diverses (embolie pulmonaire, abcès pulmonaires, emphysème pulmonaire, pleuro-péricardite, récidive accompagnée d'hémorrhagies).

La pneumonie figure encore comme ayant occasionné la terminaison fatale à une période plus avancée : au bout de 16 jours, de 3 mois, de 4 mois. Un opéré a succombé le 25ᵉ jour à une bronchite fétide. Deux malades sont morts de suffocation après 4 et 5 mois. Un autre est mort dans le collapsus au bout de 4 mois.

Mais la cause de mort la plus habituelle, à la période

qui nous occupe, est la récidive du cancer. Elle est
notée 10 fois, sur un total de 17 malades ayant succombé pendant cette période. Si l'un de ces dix opérés a survécu 12 mois et 3 autres 9 mois, le plus souvent la mort a été plus précoce ; elle est survenue deux
fois au bout de 6 mois et une fois au bout de 5 mois,
de 4 mois, de 3 mois et même de 2 mois.

En résumé, si l'on fait abstraction de la cause qui a
motivé l'intervention chirurgicale, on trouve que, sur
67 extirpations du larynx dont les suites sont connues,
19 opérés ont guéri, tandis que 48 sont morts plus ou
moins longtemps après l'opération. La mortalité est
donc de plus de 71 o/o, si l'on fait entrer en ligne de
compte les suites éloignées de l'intervention chirurgicale. Si l'on considère comme ayant succombé aux
suites immédiates de l'opération les malades qui sont
morts pendant le premier mois, la mortalité immédiate a lieu d'être fixée à 41 o/o.

Ces chiffres ne sont pas encourageants, et il est bon
de remarquer que la plupart des opérés, notés comme
guéris, ont été perdus de vue assez rapidement, et
qu'aucun d'entre eux n'a été suivi plus de deux ans
après l'opération.

III

Quelles conclusions tirerons-nous des données qui
précèdent ? L'extirpation du larynx, en privant le
malade de l'organe de la phonation, laisse après elle,
même en cas de guérison, une infirmité sérieuse. Mais

cette considération est de bien peu de poids, si on la met en regard de l'extrême gravité de l'opération.

Aussi est-il des cas, dans lesquels ce mode d'intervention chirurgicale est réellement injustifiable. Enlever un larynx atteint de rétrécissement, c'est se livrer à une tentative fantaisiste ; car la trachéotomie rend les mêmes services au malade, sans lui faire courir les mêmes risques.

L'extirpation du larynx n'a été pratiquée que deux fois pour des tumeurs bénignes et a donné deux succès. Est-ce là une raison suffisante pour justifier l'opération dans ce cas ? Je ne suis guère disposé à l'admettre. La trachéotomie est à même de parer aux accidents de suffocation, et, si des indications spéciales commandent l'ablation du néoplasme, il est possible d'habitude d'arriver à ce résultat en opérant par les voies naturelles ou en pratiquant la laryngotomie, qui a le double avantage d'être moins dangereuse que l'extirpation du larynx et de conserver au malade un organe précieux.

La conduite à tenir en face d'une tumeur maligne du larynx est bien plus délicate. S'il s'agit d'un sarcome, il est bien certain que l'extirpation du larynx peut procurer une guérison définitive.

En est-il de même lorsque la tumeur est un épithéliome ou un carcinome ? Jusqu'à présent, aucun opéré n'a été suivi assez longtemps pour que l'on soit autorisé à répondre affirmativement, et, à en juger d'après les cancers siégeant sur les autres muqueuses, il est permis de douter que ce résultat heureux soit observé.

Cependant, il est incontestable que l'opération a procuré à certains malades, atteints de cancer du larynx, un avantage sérieux. Quelques-uns d'entre eux étaient bien portants deux ans après l'extirpation, et il est probable que, sans l'intervention chirurgicale, ils n'eussent pas vécu si longtemps.

Par contre, on peut se demander si, chez eux, l'extirpation du néoplasme par la laryngotomie n'eût pas été possible et n'eût pas donné des résultats aussi satisfaisants au point de vue de la récidive. D'autre part, il est bien certain que, chez un grand nombre d'opérés, l'intervention a eu pour effet d'accélérer considérablement la terminaison fatale, soit par les accidents consécutifs à l'opération, soit par la récidive à marche rapide qu'elle a provoquée.

Dans l'état actuel de la chirurgie, l'extirpation du larynx est une opération très grave, et sa gravité ne se limite pas aux suites immédiates de l'intervention ; plusieurs opérés sont morts au bout de quelques mois, en l'absence de toute récidive du mal. L'opération n'est donc acceptable que si la vie du malade est en danger et si les accidents, qui le menacent, ne peuvent être écartés par une opération moins redoutable dans ses conséquences, telle que la trachéotomie ou la laryngotomie.

Lorsqu'il s'agit de l'ablation d'une tumeur maligne, il est rationnel que l'on songe à dépasser les limites apparentes du mal, dans l'espoir d'éviter la récidive ; on s'est trouvé conduit ainsi à l'extirpation du larynx. Mais l'expérience apprend que, vis-à-vis de certaines tumeurs malignes, aucune opération, quelque radicale qu'elle soit, n'est susceptible d'empêcher la récidive; tout au plus, peut-on peut-être la retarder. Or, étant donnée l'extrême gravité de l'extirpation du larynx, je n'hésiterais pas, dans le cas de tumeur maligne de cet organe, à lui préférer la laryngotomie, si à l'aide de celle-ci il était possible d'extirper le néoplasme.

Si l'on admet ce principe, le nombre des cas, qui justifient l'extirpation du larynx, est notablement réduit. Car les cas très avancés, avec envahissement des ganglions, sont souvent inopérables, ou du moins ne fournissent, à la suite de l'opération, que des résultats désastreux.

Enfin l'âge du sujet a son importance. Tous les opérés, âgés de plus de soixante-dix ans, ont succombé : le plus âgé de ceux qui ont survécu avait soixante-sept ans. Il y a donc contre-indication manifeste à l'opération, lorsque le malade est avancé en âge.

En résumé, j'estime que l'extirpation du larynx est rarement indiquée. Je lui préférerais la laryngotomie, chaque fois que le néoplasme pourrait être enlevé à la faveur de cette opération. Je me contenterais d'une trachéotomie palliative, si la tumeur était trop avancée dans son développement, ou encore si l'âge ou l'état général du sujet étaient de nature à faire écarter toute tentative plus radicale. Je ne me résignerais à l'extirpation du larynx que dans un nombre très limité de cas ne rentrant pas dans les catégories précédentes.

IV

Pneumotomie et pneumectomie.

La pneumectomie n'est guère sortie encore du domaine de l'expérimentation. — Historique et manuel opératoire de la pneumotomie. — Importance des adhérences pleurales. — La pneumotomie est indiquée dans certains cas d'abcès pulmonaires, de gangrène circonscrite, de kystes hydatiques du poumon ; elle est contre-indiquée dans les cavernes tuberculeuses.

Le domaine de la chirurgie s'étend de jour en jour, grâce à la méthode antiseptique, et l'on ose aujourd'hui s'attaquer à des organes, qu'il était de règle autrefois de respecter. De ce nombre sont les poumons. Les chirurgiens ne reculent plus devant l'ouverture des excavations pulmonaires, ou *pneumotomie*. Quelques-uns sont allés plus loin et ont pratiqué la résection du poumon, ou *pneumectomie*.

La pneumectomie n'a pas encore été faite en France, et, dans la période contemporaine, la première pneumotomie proprement dite remonte, chez nous, à une année seulement. Si je fais abstraction des cas, où l'opération s'est bornée à l'ouverture d'une collection apparente à l'extérieur, mais communiquant avec le poumon, je ne connais même que deux pneumotomies dues à des chirurgiens français : le cas de Bouilly (1), et celui de Prengrueber (2).

(1) BOUILLY (*Soc. de chir.*, séance du 21 juillet 1886).
(2) PRENGRUEBER (*Acad. de méd.*, séance du 19 octobre 1886).

Cependant, les tentatives des chirurgiens étrangers n'avaient point passé inaperçues. Elles sont consignées dans un important travail de Truc (1), auquel je ferai de nombreux emprunts.

I

La pneumectomie n'est guère sortie encore du domaine de l'expérimentation. Les premières expériences remontent à 1881 et sont dues à Gluck et à Marcus (de Jassy).

Gluck a pratiqué l'extirpation d'un poumon sur des chiens et des lapins, en procédant de la façon suivante. Après avoir incisé les parties molles suivant une ligne courbe, allant de la troisième à la sixième côte et distante du sternum de 14 millimètres, il réséquait, par la méthode sous-périostée, les troisième, quatrième, cinquième et sixième côtes, sur une étendue de 4 à 6 centimètres chez le chien, de 6 à 10 centimètres chez le lapin. Il enlevait les muscles intercostaux, puis ouvrait la cavité pleurale, parallèlement au sternum et dans toute la hauteur de la plaie. Il ne lui restait plus qu'à lier le pédicule du poumon, à attirer l'organe à l'extérieur et à faire les dernières sections. Il terminait l'opération par la toilette de la plèvre et l'occlusion du thorax.

Les expériences de Gluck et celles de ses imitateurs ont prouvé que les animaux supportent assez bien l'ablation d'un poumon. Lorsqu'ils succombent, la mort est imputable au défaut ou à l'insuffisance des précautions

(1) TRUC. (*Essai sur la chirurgie du poumon*. Thèse de Lyon, 1885).

antiseptiques. Elle est occasionnée surtout par une péri-
cardite ou une pleurésie purulente.

Des pneumectomies partielles ont été tentées avec des
résultats analogues.

Chez l'homme, cette dernière opération est la seule
que l'on ait pratiquée, et les premières tentatives ne sont
pas encourageantes. Elles ont été dirigées contre des
lésions tuberculeuses du poumon ou contre des tumeurs
propagées à cet organe à partir de la paroi thoracique.

Presque tous les opérés ont succombé, soit très rapidement, soit au bout de quelques jours seulement.
Cependant Krœnlein a extirpé avec plein succès, chez
une jeune fille de dix-huit ans, un morceau de poumon,
dégénéré consécutivement à un sarcome récidivé de la
paroi thoracique.

Le manuel opératoire de la pneumectomie, chez
l'homme, a été étudié par Ruggi, qui a donné les règles
suivantes : Faire l'incision cutanée en forme d'H ren-
versée, ou d'U orienté de manière à dessiner un lambeau externe. Ouvrir le thorax en avant, dans l'espace
occupé par les deuxième, troisième et quatrième côtes,
depuis l'articulation chondro-sternale jusqu'à la ligne
axillaire, et réséquer les côtes à ce niveau. Enfin éviter
l'hémorrhagie, dans l'ablation des portions pulmonaires malades, en recourant à des instruments spéciaux
(galvanocautère, etc.), et en ne sectionnant le paren-
chyme de l'organe qu'après avoir assuré l'hémostase
par une constriction pratiquée en amont du point sectionné.

Je n'insisterai pas davantage sur cette opération, qui

ne semble pas près d'être acceptée par la masse des chirurgiens. Les progrès de la science ne parviendront jamais qu'à en atténuer partiellement la gravité. Car l'organe, auquel on s'attaque, ne saurait être supprimé sans danger, et son ablation, même partielle, a pour conséquence la formation, dans le thorax, d'une cavité, dont la cicatrisation rencontre bien des obstacles.

II

La pneumotomie, au contraire, est appelée à rendre de réels services. L'idée de cette opération n'est pas nouvelle, et Truc estime qu'elle est mentionnée déjà par Hippocrate. Mais le passage, auquel il fait allusion, se rapporte manifestement, suivant moi, aux collections purulentes de la plèvre et non aux abcès pulmonaires.

La pneumotomie a été positivement conseillée par Purmann en 1692 et par Baglivus en 1710. Elle a été pratiquée plusieurs fois au dix-huitième siècle, en particulier par Pouteau. Jusque vers 1855 elle a joui d'une certaine vogue, au moins auprès de quelques chirurgiens ; puis elle est tombée dans l'oubli.

Sur ces entrefaites, est survenue la révolution chirurgicale opérée par la méthode antiseptique. La pneumotomie a bénéficié de ce mouvement et, dès 1873, elle était tentée par Mosler (de Greifswald). A côté de Mosler, il faut citer W. Koch (de Dorpat) et Bull (de Christiania), qui ont beaucoup contribué à vulgariser la pratique de cette opération.

Aujourd'hui les chirurgiens ne repoussent plus la

pneumotomie ; tout au contraire, ils cherchent à en préciser les indications. Mais, avant d'aborder ce point spécial, j'ai à parler de la manière dont l'opération est pratiquée.

Une question, dont l'importance est capitale au point de vue de l'intervention, est celle des adhérences pleurales dans la région où l'on doit opérer. Ce sont elles qui permettent d'éviter l'ouverture de la cavité pleurale et le pneumothorax qui en serait la conséquence. Le plus souvent, ces adhérences existent, la lésion pulmonaire ayant provoqué autour d'elle des phénomènes inflammatoires. Si elles font défaut, il est indiqué d'en provoquer la formation par des caustiques, des ponctions ou tout autre moyen. Enfin, si le manque d'adhérences était reconnu trop tard, on pourrait tenter d'amener le poumon au niveau de la plaie cutanée et de l'y fixer.

Pour savoir si des adhérences existent, le chirurgien a la ressource de faire une ponction exploratrice dans la portion pulmonaire, à laquelle il doit s'attaquer. Dans le cas où les deux feuillets de la plèvre sont mobiles l'un sur l'autre, les mouvements respiratoires amènent le déplacement de la portion pulmonaire ponctionnée et, par suite, provoquent des oscillations de l'aiguille. Celle-ci reste immobile, au contraire, quand les adhérences pleurales empêchent le déplacement du poumon.

Une fois fixé sur cette question préliminaire, on commencera l'opération par l'incision des parties molles. La direction et la forme de l'incision varieront nécessairement suivant les cas particuliers et les préférences du chirurgien. Ainsi l'on a eu recours à l'incision simple (horizontale, verticale ou oblique), aux incisions en T, en H, en U.

Quoi qu'il en soit, il me paraît indiqué de réséquer une ou plusieurs côtes, pour que l'ouverture soit suffisante, et l'on préférera la résection sous-périostée, qui évite la blessure des artères intercostales. Avant d'inciser la plèvre, il sera prudent de faire une seconde ponction exploratrice, qui confirmera l'existence des adhérences pleurales et celle d'une excavation pulmonaire.

L'ouverture de cette dernière a été pratiquée au bistouri ou au thermocautère. Mais, pour peu que la lame pulmonaire à diviser ait une certaine épaisseur, l'emploi du thermocautère est de règle ; il empêche l'hémorrhagie et écarte le danger de suffocation par pénétration du sang dans les bronches.

Quant au lieu d'élection de l'ouverture, il vaut mieux, d'une façon générale, inciser les cavernes pulmonaires à leur base. Cependant, comme leur oblitération curative se fait, non de haut en bas, mais concentriquement, il semble préférable d'ouvrir les cavernes volumineuses à leur partie moyenne.

Dès que la cavité sera ouverte, le chirurgien procédera à son exploration, de préférence avec le doigt. Au besoin, il pratiquera une contre-ouverture dans un point déclive. Enfin il placera un drain dans l'excavation.

La plupart des chirurgiens ont fait dans la cavité pulmonaire des injections antiseptiques, et cependant cette manière de procéder n'est pas sans danger. Le

liquide injecté peut pénétrer dans les bronches et amener la mort par suffocation. Cette objection n'est pas
purement théorique; plusieurs observations sont là
pour en prouver la valeur. Aussi n'hésiterais-je pas à
suivre l'exemple de Bouilly et de Prengrueber et à m'abstenir de toute injection.

On peut, d'ailleurs, faire des attouchements des
parois de la cavité à l'aide de tampons imbibés d'un
liquide antiseptique, ou bien encore la garnir de gaze
iodoformée. Dans le cas de Prengrueber, la communication entre la cavité pulmonaire et les bronches se bou-
cha en peu de jours à la suite de la pneumotomie, et
dès lors le lavage de la poche devint sans danger.

Un dernier point mérite d'être signalé. Il peut arriver que la guérison de l'excavation pulmonaire soit
difficile, par suite du manque de rétractilité de la paroi
thoracique. Bull a conseillé, lorsqu'il en est ainsi, de
recourir à l'opération d'Estlander, c'est-à-dire à la
résection d'un certain nombre de côtes.

III

J'ai à aborder maintenant l'étude des indications de
la pneumotomie et des résultats qu'elle donne. Cette
étude est particulièrement délicate : il est souvent difficile de se rendre un compte précis de l'influence exercée par l'opération sur la marche ultérieure de la maladie.

Prenons d'abord les abcès pulmonaires. Truc a réuni
18 cas de ce genre traités par la pneumotomie, et il a

noté 6 guérisons confirmées, 3 guérisons probables, 1 amélioration et 8 morts. La guérison est survenue surtout dans les cas aigus, où l'intervention chirurgicale a été précoce. Ces résultats sont relativement satisfaisants, étant donnée l'extrême gravité des abcès pulmonaires.

Toutefois, lorsque l'on parcourt les observations dont il s'agit, on constate qu'elles concernent des cas très dissemblables. Dans plusieurs d'entre elles, le pus s'est frayé lui-même un chemin jusque sous la peau, et le chirurgien s'est contenté d'ouvrir cet abcès ; or, ce ne sont pas là de vraies pneumotomies. Dans d'autres cas, l'opérateur s'est borné à inciser la collection en traversant un espace intercostal et a pratiqué une ouverture manifestement insuffisante. Le nombre des pneumotomies avec résection costale et large ouverture de l'excavation est trop faible pour autoriser des conclusions précises.

Il est difficile également de poser avec netteté les indications de l'opération. Faut-il s'attaquer à tout abcès pulmonaire dont on aura reconnu l'existence ? Est-il préférable, au contraire, d'attendre que la fièvre et l'altération de l'état général commandent l'intervention ? Nous laisserons à l'avenir le soin de nous instruire sur ce point.

La pneumotomie a été essayée contre les cavernes tuberculeuses. Mais, ainsi qu'il était facile de le prévoir, les résultats ont été des plus médiocres. Truc évalue à 50 o/o la mortalité due à l'opération, et les malades, qui ont survécu, ont vu leur état simplement amélioré.

Il ne faut pas perdre de vue que, chez les tuberculeux, il est absolument exceptionnel que les lésions se bornent à l'existence d'une seule caverne. Presque toujours cette caverne est accompagnée d'une infiltration tuberculeuse étendue, et il est même fréquent que le poumon opposé, en apparence sain, soit déjà envahi par la néoplasie. Si, à la rigueur, on peut concevoir que l'ouverture et le drainage d'une caverne isolée soient susceptibles d'amener son oblitération, on reconnaîtra que cette guérison est tout à fait improbable dans le cas où le tissu pulmonaire voisin de la caverne présente déjà des tubercules. Or, comme ces lésions de voisinage sont habituelles et que nous ne pouvons jamais être certains qu'elles n'existent pas, l'intervention chirurgicale dans les cavernes tuberculeuses me paraît formellement contre-indiquée.

Certains cas de gangrène circonscrite du poumon sont justiciables de la pneumotomie. L'opération a été pratiquée, soit à la période d'élimination des parties sphacélées, soit après cette élimination, c'est-à-dire lorsque la lésion était réduite à l'existence d'une excavation pulmonaire. Sur un total de 13 cas, Truc note, comme résultat de l'intervention chirurgicale, 3 guérisons confirmées, 2 guérisons probables, 2 améliorations et 6 morts.

Mais, si la lecture de ces observations met en pleine lumière l'influence favorable de l'opération dans certains cas de gangrène pulmonaire, elle ne permet pas de préciser les indications de la pneumotomie.

Truc n'a réuni que 3 cas de kystes hydatiques du poumon traités par la pneumotomie ; tous trois sont des succès. Plus récemment, John Davies Thomas (1), qui exerce en Australie, où l'affection hydatique est fréquente, a rassemblé 32 observations de ce genre, qui fournissent 27 guérisons et 5 morts, proportion éminemment favorable. Le cas de Bouilly, qui a été un succès, est relatif également à un kyste hydatique du poumon ; ce kyste s'était ouvert anciennement dans les bronches et avait provoqué une suppuration abondante.

Je ne ferai que mentionner une opération de pneumotomie, dont le but était l'extraction d'un corps étranger et l'ouverture d'une excavation, résultat de l'irritation causée par le corps étranger. Celui-ci ne fut pas découvert, mais l'état du malade fut légèrement amélioré.

On voit par ce rapide exposé que les indications de la pneumotomie sont loin d'être posées avec rigueur. Les abcès du poumon, la gangrène circonscrite, les kystes hydatiques de cet organe commandent parfois l'intervention chirurgicale, et la précision du diagnostic est la condition la plus indispensable au succès de l'opération. Mais si, dans ces diverses circonstances, il est téméraire d'intervenir à une époque où la guérison est possible encore par les seuls efforts de la nature, il ne faut pas oublier non plus qu'en retardant l'opération outre mesure, on diminue ses chances de succès. Tous les efforts du chirurgien devront tendre à éviter ce double écueil.

(1) JOHN DAVIES THOMAS (*Brit. Med. Journ.*, p. 692, octobre 1885).

CHAPITRE II

ABDOMEN

I

**Du traitement de certaines péritonites
par la laparotomie.**

La laparotomie est indiquée dans certaines péritonites, celles, par exemple,
qui sont consécutives à une rupture de la vessie ou de l'intestin. — Observations à l'appui de cette méthode.

I

Nous sommes loin, aujourd'hui, du temps où l'ouverture de la cavité péritonéale était considérée comme
une témérité opératoire. En même temps que l'expérience modifiait profondément, sur ce point, les idées
des chirurgiens, la thérapeutique des affections abdominales entrait dans une voie nouvelle. Je n'ai pas à
développer ici cette question. Je me contenterai d'exa-

miner les services que peut rendre la laparotomie dans le traitement de certaines péritonites.

Laissons de côté, tout d'abord, les formes les plus aiguës de la péritonite septique. Ces formes amènent la mort en très peu d'heures, ou bien s'accompagnent d'un collapsus si considérable qu'on ne saurait songer à une intervention aussi grave que la laparotomie.

S'agit-il d'une péritonite généralisée à marche moins aiguë ? Les adhérences, qui unissent les anses intestinales entre elles et avec les organes voisins, peuvent rendre presque impossible une désinfection complète de la cavité péritonéale, sans compter que le pouvoir absorbant considérable du péritoine oblige à mettre une grande réserve dans l'emploi des antiseptiques.

Par contre, l'intervention chirurgicale est rationnelle dans les péritonites circonscrites, dans lesquelles le foyer infectieux se trouve de toutes parts isolé par des adhérences et est transformé ainsi en une collection circonscrite. L'incision, le lavage et le drainage de la poche ont alors des chances sérieuses d'amener la guérison. Cette manière de procéder n'est pas nouvelle ; aussi n'insisterai-je pas sur ce sujet.

L'intervention chirurgicale doit-elle être écartée absolument dans la péritonite généralisée ? Evidemment non ; mais il semble indispensable qu'elle soit précoce, qu'elle survienne avant la formation d'adhérences étendues.

Dans l'état actuel de la science, cette question ne fait que se poser et n'a pas trouvé encore sa solution. Les indications d'une opération de ce genre ne sont pas déterminées, et la hardiesse d'une pareille tentative commande une circonspection d'autant plus grande que le diagnostic, en cette matière, est souvent fort incertain.

Cependant on sait que la péritonite, consécutive à l'épanchement d'urine ou de matières intestinales dans le péritoine, est presque toujours mortelle. Or, dans ce cas, l'intervention chirurgicale peut, non seulement débarrasser la séreuse des matières septiques qui l'irritent, mais encore fermer l'ouverture par laquelle ces matières ont pénétré dans le péritoine, c'est-à-dire opposer une barrière à une infection nouvelle. Elle paraît donc nettement indiquée, à condition d'être pratiquée dans les délais voulus ; et, en effet, l'expérience est venue confirmer cette vue théorique.

Cette conduite a été suivie, pour la première fois, dans un cas de rupture vésicale, par Walter (de Pittsburg), qui ouvrit la cavité abdominale et fit la suture de la vessie ; le malade guérit.

Vincent (de Lyon) (1) a fait sur des chiens et des lapins un grand nombre d'expériences, qui militent en faveur de cette manière de procéder. D'après lui, après la rupture de la vessie et l'épanchement de l'urine dans la cavité péritonéale, la laparotomie, suivie de la suture de la vessie et faite avec toutes les garanties de la méthode antiseptique, réussit le plus souvent, chez les animaux, dans les dix premières heures.

Le même traitement n'a été appliqué aux ruptu-

(1) VINCENT (*Lyon médical*, 21 sept. 1881 ; et *Revue de chirurgie*, juin et juillet 1881).

res de l'intestin que dans ces toutes dernières années. Je fais abstraction des cas où, à la faveur du débridement d'une plaie, on a pratiqué la suture de l'intestin ou de l'estomac. Ces cas ne sont pas rares, mais il ne s'agit pas là d'une vraie laparotomie. Je me bornerai à parler des opérations de laparotomie, tentées dans des cas de péritonite par perforation intestinale sans lésion des parois de l'abdomen.

II

Bouilly (1) paraît être le premier qui soit intervenu dans un cas de ce genre. Voici en quelques mots l'histoire de son malade.

Un homme de vingt-neuf ans reçoit un double coup de pied de cheval dans la région épigastrique. Une péritonite se déclare. Bouilly, qui voit le malade pour la première fois le lendemain de l'accident, conclut à une rupture de l'intestin et se décide, séance tenante, à pratiquer la laparotomie; vingt-deux heures s'étaient écoulées depuis l'accident et le début de la péritonite.

Après ouverture du ventre, l'intestin est attiré au dehors et l'on trouve, à peu de distance l'une de l'autre, une perforation et une eschare. Bouilly fait la résection de l'anse qui supporte ces deux foyers de contusion, en ayant soin de comprendre dans l'incision un lambeau de mésentère en forme de coin. Le bout supérieur de l'intestin est alors vidé aussi complétement que possible, et on suture les deux bouts de l'intestin.

(1) BOUILLY (*Soc. de chir.*, 8 août 1883).

Enfin on fait la toilette du péritoine et on réunit la plaie abdominale, sans s'inquiéter autrement de l'anse intestinale suturée.

L'opération fut suivie d'une amélioration considérable ; les symptômes de la péritonite persistèrent, il est vrai, pendant deux ou trois jours, mais en s'amendant graduellement.

Le troisième jour après l'opération, le malade eut une débâcle intestinale ; mais, en même temps, la plaie abdominale se rouvrit et donna issue à une certaine quantité de matières fécales. Les mêmes phénomènes persistèrent les jours suivants, et cependant l'état général du malade s'améliorait de jour en jour.

L'amélioration fut tellement manifeste que Bouilly songea à traiter l'anus contre nature. Le neuvième jour, il explora avec le doigt l'orifice accidentel. Cette tentative fut malheureuse : le soir même, le malade était repris de vomissements, et le lendemain il succombait aux suites d'une péritonite suppurée.

L'autopsie révéla l'existence d'une péritonite généralisée et permit, en outre, de constater que les bouts suturés de l'intestin s'étaient séparés à une date déjà éloignée ; mais, avant que ces sutures eussent cédé, des adhérences s'étaient formées autour de l'anse coupée et s'étaient opposées au passage des matières dans le ventre. Malheureusement, ces adhérences étaient peu solides, et c'est pour cela que l'une d'elles avait pu être rompue par le doigt du chirurgien.

Cette intéressante observation prouve clairement que la péritonite par perforation intestinale est susceptible de guérir par la laparotomie. Le malade, dont il s'agit, a succombé à un accident relativement tardif, à un moment où il ne restait plus trace de la péritonite, qui avait motivé l'intervention.

Mikulicz (1) a pratiqué une opération semblable et a eu un plein succès.

Il s'agissait d'un homme de quarante ans, qui, dans un mouvement brusque, avait subitement éprouvé une douleur dans le ventre. Bientôt après, étaient survenus des symptômes d'étranglement et plus tard de péritonite. Mikulicz fit la laparotomie 72 heures après les premières manifestations morbides.

Il rencontra, dans la cavité abdominale, environ un litre de pus fétide et quelques morceaux de pommes de terre ; il se trouvait donc effectivement en présence d'une péritonite par perforation. L'ouverture intestinale siégeait sur l'iléon ; elle avait 6 centimètres de long et 4 centimètres de large. Mikulicz excisa les bords de cette ouverture et la ferma au moyen de 12 points de suture au fil de soie. Enfin, il fit la toilette du péritoine et sutura la plaie de la paroi abdominale. Le malade guérit.

Oberst (2), de Halle, a publié une observation, qui rentre dans la même catégorie que les précédentes.

Ce fait concerne un homme de quarante-huit ans, atteint depuis longtemps d'une hernie inguinale, qu'il maintenait par un bandage. A la suite d'une chute, le

---

(1) MIKULICZ (*Semaine Médicale*, 1884, no 40, page 358, et *Tageblatt der 57. Versammlung deutscher Naturforscher und Aerzte*, Magdeburg, 1884, p. 224).
(2) OBERST (*Centralblatt für Chirurgie*, 16 mai 1885).

bandage se brisa ; en même temps, la hernie parut à
l'extérieur et le malade éprouva une vive douleur dans
cette région. Tous ses efforts pour réduire la hernie
restèrent sans résultat. Des vomissements se montrè-
rent. Les jours suivants, à quatre reprises différentes,
le taxis fut pratiqué avec force par plusieurs médecins.
Enfin, au bout de quatre jours, le malade se présenta
à l'hôpital dans un état de collapsus avancé.

Oberst pratiqua aussitôt l'incision du sac herniaire ;
mais, au lieu d'une hernie, il n'y trouva qu'un liquide
sanieux mélangé de gaz fétides. Séance tenante, il pro-
longea l'incision jusque vers l'ombilic. Une certaine
quantité de pus s'échappa encore de la cavité abdominale ; les anses intestinales étaient recouvertes d'un
exsudat fibrino-purulent et adhéraient faiblement entre
elles ; par places, on apercevait entre elles de petits
amas de pus. On finit par trouver une anse percée
d'un trou, on la divisa transversalement au niveau de
l'orifice, et les deux bouts furent fixés à la paroi abdominale, de manière à former un anus contre nature. Les
exsudats fibrino-purulents furent enlevés autant que
possible, la cavité péritonéale fut lavée avec une solution faible (1/3 o/o) d'acide salicylique, des drains furent
enfoncés dans l'abdomen et la plaie fut suturée. Il semble hors de doute que la perforation intestinale avait
dû être produite pendant les manœuvres de taxis.

Après l'opération, l'état du malade s'améliora rapidement ; les phénomènes de péritonite disparurent en
peu de jours, et les drains, qui au début avaient donné
passage à une suppuration assez abondante, purent

être retirés au bout de quatorze jours. Cependant l'anus contre nature rendait l'alimentation très difficile. Le malade ne tarda pas à perdre ses forces et finit par mourir épuisé, neuf semaines après l'opération ; sa fin fut hâtée par une pneumonie hypostatique et par des phénomènes de décubitus.

L'autopsie montra que, d'une manière générale, les anses intestinales adhéraient entre elles ou avec la paroi abdominale ; ces adhérences étaient anciennes.

On trouva également quelques foyers de pus anciens, enkystés dans le péritoine. Nulle part, il n'y avait trace d'inflammation péritonéale récente.

Je n'insisterai pas plus longuement sur ces faits. Les trois observations qui précèdent sont concluantes : dans ces trois cas, l'intervention chirurgicale a eu pour résultat d'arrêter la marche de la péritonite. Deux des malades ont succombé, il est vrai ; mais ils ont été enlevés par des accidents ultérieurs, et l'autopsie est venue confirmer l'influence éminemment favorable qu'avait eue la laparotomie.

Or, on sait que la péritonite, consécutive à une rupture intestinale sans lésion de la paroi abdominale, est presque à coup sûr mortelle. Les seules observations connues, dans lesquelles il y ait eu guérison, sont celles de Jobert de Lamballe, de Renaut, de Poland. Cette extrême gravité de la lésion justifie la hardiesse des tentatives opératoires. En face d'un cas de ce genre, je n'hésiterais pas à faire, séance tenante, la laparotomie.

Cette même opération est-elle indiquée encore dans

d'autres variétés de péritonite généralisée ? Il est permis
de croire qu'avec les progrès de la chirurgie les cas de
péritonite, qui commanderont la laparotomie, devien-
dront de plus en plus nombreux. Les idées chirurgicales, dans ces dernières années, ont subi des transformations si grandes qu'il est impossible d'entrevoir
l'étendue des conquêtes que nous réserve l'avenir.

II

Quelques considérations sur le traitement de l'occlusion intestinale.

Occlusion intestinale guérie par une opération d'anus artificiel pratiquée au bout de 22 jours. — Etranglement interne par une bride épiploïque ; laparotomie le 12ᵉ jour ; guérison. — Etranglement interne guéri par l'électrisation le 6ᵉ jour. — La laparotomie est indiquée dans l'occlusion intestinale à marche aiguë, l'anus artificiel dans l'occlusion à marche lente ; l'électrisaton s'offre comme une ressource utile, mais aveugle, dans certains cas où des raisons spéciales doivent faire considérer une intervention opératoire comme sûrement mortelle.

On a beaucoup discuté sur les mérites respectifs des divers modes de traitement de l'occlusion intestinale et, en particulier, sur la valeur des opérations chirurgicales dirigées contre cette affection. La laparotomie compte des partisans exclusifs, tandis que d'autres chirurgiens se prononcent pour l'établissement d'un anus artificiel. Cependant les cas d'occlusion intestinale sont si différents les uns des autres qu'une thérapeutique exclusive ne saurait être adoptée.

Dans le courant de l'année 1885, j'ai eu à intervenir chez trois malades atteints d'occlusion intestinale. Les indications étaient loin d'être semblables dans ces trois cas, et j'ai cru devoir adopter, dans chacun d'eux, une thérapeutique différente ; les trois malades ont guéri. Ces observations, instructives à plus d'un titre, méritent d'être rapportées en détail.

I

*Occlusion intestinale datant de 22 jours; anus arti-
ficiel; guérison.* — Dans la soirée du 14 janvier 1885,
M. Victor Parisot me priait d'examiner une malade de
son service, atteinte d'occlusion intestinale et dont
l'état était des plus alarmants.

Cette malade, âgée de 45 ans, femme de ménage,
était entrée à l'hôpital le 7 janvier. Elle était souffrante
depuis trois mois déjà, et le début de son affection remontait, disait-elle, à une époque où, se trouvant employée à une caserne comme femme de peine, elle
n'osait pas satisfaire ses besoins d'aller à la selle; or
elle avait pour habitude d'aller à la selle trois fois par
jour.

La maladie commença par des gargouillements dans
le bas-ventre, et des bosselures qui apparaissaient à
certains moments dans le flanc droit. A deux reprises
différentes survinrent des coliques atroces; puis se
manifestèrent des nausées et même quelques vomissements alimentaires. En même temps, les selles, parfois
douloureuses, étaient peu abondantes, mêlées à une
matière blanchâtre. A partir du 24 décembre 1884, les
selles étaient complétement supprimées; tous les aliments étaient vomis. Aussi la malade cessa-t-elle, à
partir du 1ᵉʳ janvier, d'avaler quoi que ce fût.

Cependant les douleurs abdominales devenaient de
plus en plus vives, le ballonnement du ventre était
considérable. La constipation restait absolue, et des

vomissements muqueux et bilieux survenaient, bien que la malade se privât de tout aliment solide et même liquide.

Cet état ne fit qu'empirer à partir de l'entrée de la malade à l'hôpital. Les lavements, les purgatifs furent inutiles ; des applications de glace sur l'abdomen amenèrent seules un léger soulagement.

Le toucher rectal et l'introduction d'une sonde dans le rectum indiquaient la liberté de cette portion du gros intestin. Le toucher rectal permettait, de plus, de constater la présence de scybales dans les anses intestinales voisines. Le toucher vaginal ne donnait aucun renseignement nouveau. La palpation révélait la présence, dans le flanc et la fosse iliaque du côté droit, d'une rénitence plus grande et d'une douleur à la pression ; dans cette même région, on sentait par instants des gaz qui se déplaçaient sous la main. A la percussion, le ventre était uniformément sonore.

La température, depuis l'entrée de la malade à l'hôpital, oscillait entre 37° et 37°, 6. Le pouls, qui le 11 janvier était à 76 pulsations, s'était élevé progressivement depuis cette époque. Il était à 120 le 14 au matin, à 128 le 14 au soir.

Il s'agissait évidemment d'une occlusion intestinale, dont le siége probable était le voisinage du cœcum. La situation était grave ; je jugeai, comme M. Parisot, qu'une intervention chirurgicale seule pouvait sauver la malade, et je fixai l'opération au lendemain matin.

Dans la nuit du 14 au 15, la malade fut prise d'une crise douloureuse, avec dyspnée, petitesse du pouls, refroidissement des extrémités, vomissements. Cette crise, un moment très inquiétante, se dissipa au bout de deux heures.

Le 15 au matin, après chloroformisation de la malade, je pratiquai l'entérotomie suivant le procédé de Nélaton. J'opérai dans la fosse iliaque gauche. Les diverses couches de la paroi abdominale furent incisées, y compris le péritoine ; à l'ouverture de la séreuse, il s'écoula une certaine quantité de liquide séreux. L'anse intestinale, située en face de la plaie, fut alors fixée à celle-ci par deux points de suture, établis aux deux extrémités de l'incision. Puis une double rangée de points de suture au fil d'argent (4 de chaque côté) assujettit l'intestin contre les deux lèvres de l'incision. L'intestin ne fut ouvert qu'ensuite entre les deux rangs de points de suture et sur une longueur d'environ deux centimètres. Il s'échappa par l'ouverture une certaine quantité de gaz et très peu de matières stercorales solides. Le pansement consista dans de simples compresses trempées dans une solution phéniquée.

Une demi-heure après l'opération, des matières fécales assez consistantes commençaient à s'écouler par la plaie. Le soir, il s'en était écoulé environ un litre. A ce moment la température était de 37°, 8, le pouls de 102. La malade n'éprouvait aucun malaise, à part un sentiment de brûlure au niveau de la plaie.

Cet écoulement continua toute la nuit et la journée du lendemain, 16 janvier, devenant alors plus fluide. L'abdomen diminua beaucoup de volume, devint flasque. La malade commença à prendre des bouillons, le 16, et ne les vomit pas ; tout phénomène morbide avait disparu. Le 16 au matin, T. 37°, 7 ; P. 92. Le soir, T. 38°,6 ; P. 104.

Le 17, T. 37°, 8 ; P. 96. Soir, T. 38°, 3 ; P. 92.

Le 18, T. 37°, 6 ; P. 92. Soir, T. 37°, 2 ; P. 84.

Les jours suivants, la température resta normale ; le pouls oscilla entre 80 et 100 pulsations. La malade s'alimentait ; l'écoulement par la plaie était semi-liquide et avait lieu environ une heure et demie après l'ingestion des aliments.

Le 21 janvier, la plaie commençait à se déterger. Deux fils de la suture furent enlevés ce jour-là, quatre autres le lendemain et les quatre derniers le 23 janvier. A cette date, les matières, qui s'écoulaient par la plaie, ressemblaient à des selles normales ; l'appétit était énorme ; quelques gaz étaient rendus par l'anus.

Le 26, à la suite d'un lavement, il y eut émission par l'anus de quelques matières fécales solides. Dans le flanc droit, on continuait à sentir une tuméfaction douloureuse à la palpation, tuméfaction que l'opération n'avait pas fait disparaître.

Les jours suivants, les selles normales par l'anus se reproduisirent, d'abord à intervalles irréguliers, puis d'une façon régulière.

A la date du 14 février, l'anus artificiel s'était rétréci, au point de ne plus laisser passer que le doigt. On sentait toujours dans le flanc droit une légère tuméfaction, mais celle-ci avait cessé depuis huit jours d'être douloureuse à la pression. L'état général était excellent.

Le 22 février, l'anus artificiel était réduit à une fistule

étroite, ne laissant plus passer qu'un faible écoulement. La tuméfaction du flanc droit était à peine appréciable.

La malade quitta l'hôpital le 7 mars, dans un état de santé parfait et ne conservant qu'une fistule très petite, qui d'ailleurs ne tarda pas à se fermer.

II

Étranglement interne par une bride épiploïque; laparotomie le 12e jour; guérison. — Le 4 juin 1885, j'étais invité à examiner un malade, entré à l'hôpital de Nancy dans le service de M. Victor Parisot, et présentant tous les signes d'un étranglement interne.

Cet homme, âgé de 22 ans, jardinier, était depuis dix ans atteint d'une hernie inguinale droite, qui dans les derniers temps était descendue jusque dans le scrotum. Il portait bandage depuis deux ans ; la hernie était sortie quelquefois malgré le bandage, mais le malade l'avait toujours réduite facilement ; depuis plusieurs mois cet accident ne s'était plus reproduit.

Le 24 mai 1885, après un travail rude et une ingestion d'eau froide, il avait semblé à cet homme que quelque chose s'était dérangé du côté de la hernie ; mais il n'avait rien remarqué d'anormal. Cependant, le même jour, une douleur dans le côté droit du ventre l'avait déterminé à se mettre au lit.

Dès le lendemain, il avait commencé à vomir. Il ne s'était décidé à entrer à l'hôpital que le 31 mai.

A ce moment, les symptômes de l'occlusion intestinale étaient des plus nets : constipation absolue depuis le 24 mai, pas d'émission de gaz par l'anus, ventre douloureux et ballonné, vomissements continus, apyrexie.

Le traitement médical fut sans effet : les purgatifs administrés par la bouche, les lavements, l'électrisation restèrent impuissants.

Toutefois, le 1er juin, à la suite d'un lavement, le malade eut une selle très peu abondante ; c'était évidemment le bout inférieur de l'intestin qui se vidait.

L'état de cet homme s'aggrava à vu d'œil en dépit du traitement. Les vomissements, d'abord alimentaires, puis porracés, devïnrent franchement fécaloïdes le 3 juin. M. Parisot, jugeant une intervention chirurgicale indispensable, me pria de voir le malade (4 juin). L'accident initial remontait alors à 11 jours révolus.

Je constatai que le ballonnement était prononcé, sans être excessif. L'abdomen était sonore à la percussion. Son exploration ne me permit de sentir aucune partie résistante. Mais il me fut facile de m'assurer que la douleur à la pression, bien qu'étendue à tout le ventre, avait son maximum à droite de l'ombilic, dans une zone qui remontait un peu au-dessus du niveau de l'ombilic et qui s'étendait surtout au-dessous de ce niveau. Le malade, d'ailleurs, indiquait spontanément cette région douloureuse. Rien d'anormal ne se remarquait du côté des anneaux qui donnent passage aux hernies. La face était grippée. La température était de 37°,5, le pouls de 84.

L'histoire du malade et les constatations que j'avais faites me firent penser que la cause de l'étranglement était en rapport avec l'existence antérieure d'une hernie. J'avais la conviction que je trouverais la cause de cet étranglement dans la zone voisine du canal inguinal droit.

L'intervention était commandée d'une façon urgente; je me décidai pour la laparotomie et la pratiquai séance tenante.

Le malade fut chloroformé ; sa vessie fut vidée par le cathétérisme. Après m'être entouré de toutes les précautions antiseptiques, je fis, sur la ligne médiane, une incision de 14 centimètres, commençant inférieurement à un travers de doigt au-dessus du pubis et dépassant supérieurement l'ombilic, que je divisai. Dès que le péritoine eut été incisé, des anses intestinales distendues, rouge groseille, dépolies et recouvertes d'un exsudat, vinrent faire hernie à l'extérieur. Elles repoussaient au-devant d'elles le grand épiploon boursouflé, présentant par places une teinte rouge violacé.

J'introduisis la main dans le flanc droit et ne tardai pas à sentir une bride, sous laquelle je passai le doigt. Je constatai que cette bride partait du grand épiploon pour se diriger en bas et se fixer dans une sorte de cul-de-sac, qui correspondait manifestement à l'orifice profond du canal inguinal droit. Cette bride épiploïque était rouge violacé. Les anses intestinales, sur lesquelles elle appuyait, étaient les plus enflammées ; à droite de la bride, les anses intestinales étaient très rouges, à gauche elles l'étaient beaucoup moins.

Je sectionnai cette bride entre deux ligatures à la soie de Chine, et je procédai à la suture de la paroi abdominale. Ce temps de l'opération fut long et laborieux : les anses intestinales distendues et l'épiploon faisaient hernie à travers la plaie et ne purent être repoussés dans l'abdomen qu'au prix de grands efforts. Je suturai isolément le péritoine à l'aide d'une vingtaine de fils de catgut. Les lèvres de la plaie furent réunies à l'aide de 15 fils d'argent, passés profondément. Pansement iodoformé.

L'opération, par suite de la difficulté des sutures, avait duré deux heures (de 10 heures à midi).

Une heure aprés l'opération, le malade, pris de délire, sauta à bas de son lit et dut être attaché. Il se calma ensuite et supporta même du champagne. Les vomissements avaient cessé depuis l'opération.

A 4 heures de l'après-midi, les vomissements recommencèrent pour continuer toute la nuit ; ils étaient colorés en noir brun, mais sans odeur. En même temps, le ventre était douloureux. Température, le soir, 38°. Extrait thébaïque, 0 gr. 10 ; glace à l'intérieur et sur le ventre.

5 juin. — Température 37°. Les vomissements continuent, le ballonnement et la douleur abdominale persistent ; face grippée ; hoquet. Même traitement. — Le soir, T. 38°, 4 ; P. 144. Dans la soirée, une émission de gaz par l'anus, la première depuis douze jours. A partir de ce moment, les vomissements cessent.

6 juin. — Les émissions de gaz ont continué pendant la nuit. Le facies est calme ; le malade accuse un certain bien-être, il demande à manger et est altéré ; la douleur abdominale persiste. T. 37°, 8 ; P. 116. Changement du pansement ; le ballonnement est un peu moins fort qu'avant l'opération. Suppression de l'extrait thébaï-

que. Glace sur le ventre et à l'intérieur ; champagne ; lait par cuillerées. — Le soir, T. 38°, 4 ; P. 120.

7 juin. — Même état ; très peu de sommeil comme les nuits précédentes. Maux de tête ; rétention d'urine nécessitant le cathétérisme. T. 38°, 2 ; P. 102. — Même prescription ; un verre de limonade Rogé. — Le soir, T. 37°, 7 ; P. 106. Un verre de limonade Rogé.

8 juin. — Émissions de gaz ; mais pas de selle. Les maux de tête ont cessé. T. 37°, 3 ; P. 92. Huile de ricin, 15 grammes. — Le soir, même état. T. 38°, 2 ; P. 104. Huile de ricin, 15 grammes. — Dans la soirée, deux selles, la première très dure, la seconde plus molle. Ces selles sont accompagnées de douleurs très vives et d'une sensation d'étouffement ; le malade essaie de se lever et se débat violemment ; on parvient à le calmer à l'aide d'une injection de morphine. A partir du moment où sont survenues les selles, la miction se fait de nouveau spontanément.

9 juin. — T. 37° 8 ; P. 112. Renouvellement du pansement. Le ballonnement du ventre a augmenté. La plaie s'est désunie superficiellement vers son milieu, sur une longueur correspondant à quatre points de suture. Ablation de trois fils ; les sutures sont fortifiées par quatre paires de liens fixés latéralement sur les parois de l'abdomen à l'aide de collodion. Glace sur le ventre. Huile de ricin, 30 grammes ; lavements répétés. — Le soir, T. 38°, 2 : P. 116. Quelques gaz seulement ont été expulsés. Le toucher rectal fait constater que le rectum est libre de matières fécales. Une sonde, introduite profondément dans le rectum, ne laisse rien

échapper. Le malade vomit de l'eau-de-vie allemande, qu'on lui administre ; un lavement purgatif est gardé vingt minutes. — Dans la nuit, une selle d'abondance moyenne, moitié dure, moitié liquide, et des gaz sont rendus par le malade.

10 juin. — T. 36°, 6 ; P. 96. Le ballonnement est toujours considérable ; la douleur abdominale persiste, mais est modérée. Rétention d'urine nécessitant le cathétérisme. Le malade, très inintelligent, s'est inondé avec sa vessie de glace, sous prétexte que la température atmosphérique était trop élevée. Suppression de la glace ; renouvellement de la partie superficielle du pansement. Huile de ricin, 15 grammes, avec une goutte d'huile de croton ; au bout de 2 heures, deuxième purgatif semblable au premier. Les deux purges sont vomies ensemble. Un peu plus tard, huile de croton, une goutte ; lavement purgatif. Le malade rend immédiatement le lavement, mais garde le purgatif. On est obligé de l'attacher, parce qu'il saute à bas de son lit. — Le soir, T. 37°, 4 ; P. 112. Huile de croton, une goutte ; nouveaux lavements purgatifs.

11 juin. — Le malade a eu, vers la fin de la nuit, deux selles très abondantes, liquides, mais contenant des morceaux solides ; il a été très agité avant ces selles. Le ballonnement est moindre ; la douleur persiste, modérée. T. 37° ; P. 96. Renouvellement du pansement. La plaie est désunie sur une étendue plus grande ; l'écartement des lèvres est évité grâce aux liens collodionnés. Ablation de cinq fils. Lavements purgatifs. — Le soir, T. 37°, 8 ; P. 108. Le malade a eu deux fortes

selles dans la journée. Il urine de nouveau spontanément.

12 juin. — Le malade a eu deux fortes selles pendant
la nuit. Le ballonnement est encore diminué. T. 37° ;
P. 84. — Le soir, T. 37°, 6 ; P. 100. Lavement purgatif.

13 juin. — T. 37°, 2 ; P. 104. Renouvellement du
pansement. La plaie est complétement désunie, vers
le milieu, sur une longueur de 7 centimètres ; inférieurement sur une étendue de 4-5 centimètres, et supérieurement sur une étendue de 2-3 centimètres, il y a
désunion superficielle et incomplète. Ablation des derniers fils. De petites pétéchies, formant un pointillé,
sont apparues sur l'abdomen. Alimentation plus substantielle. Lavement purgatif. — Dans la journée, trois
fortes selles liquides, mais contenant des morceaux
solides. Le soir, T. 37°, 4 ; P. 108.

14 juin — Il y a eu deux selles dans la nuit. T. 36°,4 ;
P. 108. Epistaxis légère. — Dans l'après-midi, deux selles
à la suite d'un lavement simple. Le soir, T. 37°,8 ; P.
120.

15 juin. — T. 37°, 6 ; P. 108. Nouvelle épistaxis.
Renouvellement du pansement ; l'état de la plaie est
plus satisfaisant. Lavement purgatif, à la suite duquel
survient une selle. — Le soir, T. 39°, 5 ; P. 128. La
cause de cette poussée fébrile est recherchée en vain.
Le ventre est toujours un peu ballonné et légèrement
douloureux à la pression ; le facies est meilleur.

16 juin. — T. 37°, 5 ; P. 92. Epistaxis ; pétéchies dans
la région sus-claviculaire gauche. Renouvellement du
pansement, que le malade, très indocile, défait sans

cesse. La plaie est cicatrisée dans la profondeur ; les lèvres ne sont écartées qu'au niveau de la peau, et l'écartement maximum est de 8 millimètres. Lavement purgatif, suivi de trois selles. — Le soir, T. 37°, 6 ; P. 106.

Les jours suivants, le malade continue à avoir des selles, provoquées au besoin par un purgatif ou un lavement. A la date du 23 juin, la cicatrisation de la plaie a fait de grands progrès ; l'écartement maximum des lèvres est de 4 millimètres ; le ventre, absolument souple, a une forme concave. Le malade se lève, pour la première fois, le 30 juin. La cicatrisation est complète le 3 juillet ; les garde-robes sont régulières.

A l'époque où le malade quitte l'hôpital (9 juillet), le canal inguinal droit n'est guère plus large que le gauche ; dans les bourses on sent à droite un léger épaississement, semblant indiquer la présence d'une certaine quantité d'épiploon.

III

Étranglement interne ; électrisation le 6ᵉ jour ; guérison. — Dans la soirée du 1ᵉʳ décembre 1885, j'étais appelé à l'hôpital de Nancy pour une malade présentant tous les signes d'un étranglement interne.

Cette femme, âgée de 67 ans, brodeuse, avait éprouvé subitement et sans cause connue, dans l'après-midi du 27 novembre, des nausées, bientôt suivies de vomissements verdâtres fréquents. En même temps, la malade, qui le matin même avait eu une selle normale, avait cessé de rendre des gaz par l'anus et d'avoir des garde-robes.

Les vomissements, très fréquents jusqu'à la soirée du 29 novembre, étaient devenus un peu plus rares à ce moment, pour reprendre avec une fréquence nouvelle le 1ᵉʳ décembre au matin. Dans l'après-midi du même jour, la malade s'était décidée à se faire transporter à l'hôpital. Depuis le début des accidents, elle avait gardé le lit, mais sans pouvoir dormir ; elle n'avait pas pris le moindre aliment.

Je fus frappé tout d'abord de l'aspect chétif de cette femme. Son squelette était déformé. La colonne vertébrale présentait une cyphose des plus marquées ; le sternum, projeté en avant, offrait une courbure à convexité antérieure. Le thorax était aplati sur les côtés, et, par suite de la déformation vertébrale, le rebord des côtes touchait presque les crêtes iliaques. Enfin la symphyse pubienne proéminait en avant par suite du rapprochement des deux pubis.

Ces déformations ostéomalaciques avaient commencé à se produire 25 ans auparavant. La malade, à cette époque, avait ressenti une grande faiblesse, d'abord dans les jambes, puis dans tout le corps, et elle n'avait pu marcher de nouveau qu'au bout de 5 ans ; mais son squelette était resté déformé. Elle avait eu 4 enfants, l'aîné à l'âge de 30 ans, le plus jeune à 36 ans, par conséquent quelques années avant le début de son ostéomalacie.

Revenons aux accidents actuels. La malade accusait des douleurs abdominales sourdes. Le ventre était ballonné, et les anses intestinales se dessinaient sous la peau ; d'ailleurs, grâce aux déformations du squelette, la partie saillante du ventre avait la forme d'un gros bourrelet, allongé dans le sens transversal. L'abdomen était sonore à la percussion, peu douloureux à la pression ; la tension n'était pas excessive. Pas trace de hernie. T. 37°, 6.

La veille et le jour de son entrée à l'hôpital, la malade avait pris des lavement purgatifs, mais sans autre résultat qu'une garde-robe peu abondante, survenue le 30 novembre et provenant manifestement du bout inférieur de l'intestin. De l'huile de ricin, prise le le 1er décembre au matin, avait été vomie. Depuis 3 heures de l'après-midi, la malade avait cessé de vomir ; elle avait même avalé, sans les rendre, deux petites tasses de lait. Il était 7 heures du soir. Je prescrivis un nouveau purgatif (30 grammes d'huile de ricin), et fis appliquer une vessie de glace sur le ventre. Ce purgatif ne fut vomi qu'à 4 heures du matin, mélangé à des liquides verdâtres.

2 décembre. — T. 36°, 7 ; P. 84. Le pouls est petit ; les extrémités et le nez sont froids. Je pratique sans résultat le lavage de l'estomac. Je fais administrer une demi-goutte d'huile de croton dans du bouillon froid ; cette huile est vomie. Des lavements répétés ne sont suivis d'aucun effet. Je fais continuer l'application de la glace sur le ventre. — Le soir, T. 36°,8 ; P. 92. Même état. Une sonde est introduite profondément dans le rectum, et j'injecte par cette sonde le contenu de deux siphons d'eau de Seltz ; pas de résultat. Je prescris

encore une demi-goutte d'huile de croton ; elle est vomie. — La nuit suivante, les vomissements, un peu calmés depuis l'entrée de la malade à l'hôpital, reprennent avec une grande fréquence par petites quantités à la fois ; ils sont liquides, noir verdâtre, mais sans odeur fécaloïde.

3 décembre. — T. 37° ; P. 108. Langue sèche. La faiblesse de la malade est grande ; sa force de résistance en cas d'opération paraît devoir être minime. D'autre part, la cyphose, dont elle est atteinte, la met dans l'impossibilité de se coucher sur le dos, ne permettant que la position assise, et il serait périlleux d'administrer le chloroforme dans ces conditions éminemment mauvaises. J'hésitais à intervenir par une opération. Je demandai l'avis de mon collègue M. Gross, et, sur son conseil, j'essayai l'électricité.

Je me servis du courant induit : l'un des pôles fut promené sur la paroi abdominale, tandis que l'autre pôle était placé tour à tour à l'anus et sur l'abdomen. On voyait se contracter les anses intestinales et les muscles de la paroi. Je prolongeai la séance pendant dix minutes. Puis, à l'aide d'une sonde introduite dans le rectum, j'injectai le contenu de deux siphons d'eau de Seltz. Pendant ces diverses manœuvres, à trois reprises différentes, les assistants sentirent nettement une odeur de gaz intestinaux venant du rectum. Enfin je fis prendre à la malade 200 grammes de limonade Rogé.

L'électrisation avait été pratiquée à 10 heures du matin. Les vomissements cessèrent aussitôt. A 4 heures du soir, survint spontanément une selle ; de 4 heures à 9 heures du soir, la malade eut cinq autres selles. Elle rendit ainsi environ 1200 centimètres cubes d'un liquide noirâtre, mélangé de quelques concrétions solides ; en même temps, elle expulsa des gaz en abondance. La température du soir avait été de 37°, 5, le nombre des pulsations de 100.

4 décembre. — L'état général est meilleur, le facies plus reposé. Le ventre est souple, mais toujours ballonné. L'appétit est nul. T. 37° ; P. 116.—Le soir, T. 37°, 3 ; P. 96. La malade commence à s'alimenter.

5 décembre. — La malade a eu deux selles solides peu abondantes. Même ballonnement. A travers la paroi abdominale très souple on sent les anses intestinales remplies de matières fécales solides. T. 37° 3 ; P. 88. — Le soir T. 37°, 5 ; P. 84.

6 décembre. — Pas de selle depuis la veille. T. 36°, 7 ; P. 88. Huile de ricin, 30 grammes. — Dans la journée, nombreuses garde-robes. Le soir, T. 37°, 3 ; P. 84.

Les jours suivants, le ventre continuant à être ballonné et des matières solides étant toujours senties dans les intestins, des purgatifs (huile de ricin, eau d'Hunyadi) sont administrés chaque matin jusqu'au 10 décembre. Ils provoquent des garde-robes abondantes.

A la date du 10 décembre, l'état général est satisfaisant, le facies normal ; l'appétit est revenu. Il existe encore un peu de ballonnement.

La malade se lève pour la première fois le 12 décembre, mais est encore très faible. Des purgatifs sont toujours nécessaires.

Le 15 décembre, selle spontanée. A ce moment, le ballonnement a disparu ; le ventre est, au contraire, aplati, excavé.

La guérison s'achève sans incident ; les forces reviennent graduellement.

IV

Examinons les circonstances qui ont dirigé ma thérapeutique dans ces trois cas.

Dans le premier cas, il s'agissait d'une occlusion intestinale à début lent, hésitant, chez une femme de 45 ans. Pendant deux mois environ, l'occlusion n'avait pas été absolue, les garde-robes avaient seulement été plus rares. Puis étaient survenus la suppression absolue des selles et des émissions de gaz, le ballonnement, les vomissements.

La palpation abdominale révélait, dans le flanc et la fosse iliaque du côté droit, une rénitence spéciale avec douleur à la pression ; dans cette même région, on sentait par instants des gaz circuler sous la main. Il était évident que l'obstacle siégeait en ce point, probablement dans le voisinage du cœcum.

Quand je fus appelé à voir cette femme, l'occlusion était absolue depuis 21 jours et avait résisté à l'emploi des moyens médicaux. L'état général de la malade était des plus inquiétants. Il n'y avait pas de temps à perdre ; l'intervention chirurgicale s'imposait d'une façon urgente. Je me décidai en faveur de l'anus artificiel.

En effet, la marche lente et hésitante de l'affection devait faire écarter la probabilité d'un étranglement interne ou d'un volvulus. Dès lors, la laparotomie ne pouvait avoir, à mes yeux, aucun résultat heureux.

Si je devais rencontrer un rétrécissement cicatriciel ou un néoplasme de l'intestin, la laparotomie demandait à être complétée par une résection intestinale, et la malade n'était certes plus en état de supporter une pareille opération. Si l'occlusion était due à une compression de voisinage, par un néoplasme par exemple, il s'agissait encore d'une opération que la malade n'eût pas tolérée. Enfin que pouvais-je faire si je me trouvais en face d'une invagination irréductible, ou d'une occlusion par simple accumulation de matières fécales ?

Dans toutes ces circonstances, il est vrai, j'avais une ressource : refermer le ventre et établir un anus artificiel. Mais puisque cette solution devait s'imposer, il était indiqué de faire d'emblée l'opération d'anus artificiel et d'épargner à une malade presque mourante les dangers d'une laparotomie exploratrice.

Ces raisons me décidèrent. Je pratiquai l'entérotomie dans la fosse iliaque gauche. L'obstacle paraissait siéger à droite, et je craignais, en opérant à droite, de rencontrer des difficultés imprévues, dans le cas, par exemple, où je serais tombé sur un néoplasme.

Je suivis le procédé de Nélaton, fixant à la paroi abdominale la première anse intestinale qui se présentait au niveau de la plaie, et ne l'ouvrant qu'après avoir achevé de poser les sutures.

Ma tentative fut couronnée de succès. La malade

guérit ; le cours normal des matières ne tarda pas à se rétablir, et l'anus artificiel se ferma. Ce résultat prouve que l'occlusion était due simplement à une accumulation de matières fécales.

En supposant même que la guérison radicale ne fût pas survenue, qu'il se fût agi, par exemple, d'un rétrécissement cicatriciel ou d'un néoplasme, l'anus artificiel n'en était pas moins indiqué, à mes yeux. Car il parait au danger immédiat, et, après la disparition des accidents d'occlusion, il était temps de songer à une opération plus radicale. On eût entrepris celle-ci dans des conditions moins mauvaises et avec des chances de succès bien plus grandes qu'au moment où les accidents étaient à l'état aigu.

Dans ma seconde observation, un homme de 22 ans, porteur, depuis dix ans, d'une hernie inguinale droite, avait été pris très subitement d'accidents d'occlusion intestinale : douleur, constipation absolue, ballonnement du ventre, vomissements qui étaient devenus fécaloïdes. La douleur avait nettement son maximum à droite, c'est-à-dire du côté où siégeait la hernie.

Le début des accidents remontait à onze jours révolus, quand je vis le malade pour la première fois. Les moyens médicaux et l'électrisation avaient été vainement essayés. L'état de cet homme était des plus graves, et je jugeai que l'intervention chirurgicale ne pouvait être différée sans danger.

Je n'hésitai pas à pratiquer, séance tenante, la laparotomie, convaincu qu'il s'agissait d'un étranglement interne, et pensant que la cause de cet étranglement était en rapport avec l'existence de la hernie que présentait le malade. J'étais persuadé qu'un anus artificiel, même s'il faisait cesser les accidents, ne pourrait amener une guérison radicale. Le malade risquait où de conserver son anus artificiel, ou de rester exposé à une récidive d'étranglement.

J'incisai sur la ligne médiane, et je trouvai effectivement une bride partant du grand épiploon et allant se fixer dans le canal inguinal. La section de cette bride suffit à lever l'étranglement, et le malade guérit; mais la guérison ne fut obtenue qu'après bien des péripéties.

L'opération fut suivie d'abord d'un certain calme; mais, au bout de quatre heures, les vomissements reparurent, sans présenter toutefois le caractère fécaloïde. Ils persistèrent pendant trente heures environ, puis cessèrent net après une émission de gaz par l'anus, la première qui fût survenue depuis l'opération.

La persistance des vomissements me semble facilement explicable. En effet, au moment de l'opération, il existait déjà de la péritonite : les anses intestinales distendues étaient rouge groseille, dépolies, recouvertes d'un exsudat. Il est probable que la péritonite n'a pas cédé immédiatement à la levée de l'étranglement.

Une autre conséquence de cette péritonite a été la paralysie intestinale tenace, qui, en dépit de la levée de l'étranglement, s'est opposée à l'évacuation des matières fécales. Ce n'est qu'au bout de quatre jours que survinrent les premières selles, très peu abondantes d'abord ; et la constipation ne céda réellement qu'après sept jours et grâce à des purgatifs répétés.

Il se produisit même ce phénomène singulier que, par suite de cette paralysie intestinale, le ballonnement du ventre augmenta après la levée de l'étranglement. Cette circonstance, jointe à l'indocilité et à l'inintelligence de l'opéré, eut pour conséquence la désunion partielle des lèvres de la plaie.

Cependant, en dépit de toutes ces complications et bien que l'opération n'eût été pratiquée que le douzième jour de l'étranglement, le malade guérit.

Je n'insisterai pas longuement sur mon troisième cas, relatif à une femme de 67 ans, chez qui les accidents d'occlusion survinrent brusquement comme chez le malade précédent.

Quand je vis la malade pour la première fois, le début des accidents remontait à quatre jours pleins. Mais la marche un peu hésitante de l'affection, l'absence de vomissements fécaloïdes et surtout l'état cachectique de cette femme, qui présentait des déformations ostéomalaciques prononcées, me firent temporiser.

Les purgatifs, le lavage de l'estomac, les injections d'eau de Seltz dans le rectum n'ayant produit aucun résultat, et six jours s'étant écoulés depuis le début des accidents, une intervention plus active devint indispensable.

Si je me décidais à opérer, c'était la laparotomie qui me paraissait indiquée. Mais cette femme, plongée dans un état de débilitation profond, supporterait-elle un semblable traumatisme ? Assurément non.

Cette considération me fit hésiter. Je tentai un dernier moyen, l'électrisation. Ce n'est pas que je considère ce moyen de traitement comme dépourvu de danger ; je suis convaincu qu'à l'occasion il peut entraîner un désastre ; je m'y suis décidé en désespoir de cause.

Je donnai la préférence au courant induit, et une séance de dix minutes eut pour résultat la cessation des symptômes d'étranglement ; six heures après, apparaissaient des selles abondantes.

En résumé, en face d'une occlusion intestinale confirmée et qui ne cède pas aux moyens médicaux, le mode d'intervention chirurgicale me paraît, sauf indication spéciale, devoir être le suivant.

Si l'occlusion a une marche aiguë, si son début est brusque, c'est à la laparotomie qu'il faut recourir.

Si la marche est lente, le début traînant, c'est l'anus artificiel qui est indiqué. Le chirurgien reste libre, après la levée des accidents d'occlusion, d'entreprendre, s'il y a lieu, dans des conditions bien meilleures, une opération plus radicale.

Enfin l'électrisation s'offre comme une ressource utile, mais aveugle, dans certains cas, où des raisons spéciales doivent faire considérer une intervention opératoire comme sûrement mortelle.

III

Remarques sur le traitement de l'anus contre nature accidentel.

Dans l'anus contre nature accidentel, après que le cours normal des matières est rétabli, une opération est souvent nécessaire pour amener l'occlusion de l'ouverture anormale. — Il importe de se rendre un compte exact des conditions qui empêchent cette occlusion ; si on réussit à supprimer les obstacles à la guérison, on aura toutes les chances de réussir, lors même que la réunion par première intention échouerait.

I

L'anus contre nature accidentel exige d'ordinaire, pour guérir, une intervention chirurgicale. La guérison spontanée de cette affection est possible, il est vrai, mais elle est rare. Elle rencontre deux sortes d'obstacles : ceux qui s'opposent au rétablissement du cours normal des matières fécales, et ceux qui empêchent l'occlusion de l'orifice cutané.

Je ne m'occuperai pas des premiers. On sait que l'obstacle principal au cours des matières réside dans ce que Dupuytren a nommé l'*éperon*. Tantôt, par les seuls efforts de la nature, l'éperon s'efface peu à peu et cesse d'apporter une gêne au cours normal des matières. Ailleurs l'éperon persiste, et le chirurgien est obligé d'intervenir pour le détruire ; c'est pour atteindre ce but que Dupuytren a inventé son entérotome.

Lorsque ce premier résultat est obtenu, les garde-robes deviennent plus fréquentes et les matières tendent à ne plus passer par l'ouverture anormale. Parfois celle-ci se rétrécit graduellement, puis finit par s'oblitérer, et ce mode de guérison, lorsqu'il doit survenir, ne se fait pas attendre bien longtemps ; si, trois ou quatre mois après la destruction de l'éperon, l'anus contre nature n'est pas fermé, il est probable qu'il ne guérira pas sans intervention du chirurgien.

Lorsque l'on parcourt la littérature chirurgicale, on y trouve un grand nombre d'opérations entreprises pour amener cette occlusion de l'orifice cutané dans l'anus contre nature. La multiplicité même des méthodes est une preuve manifeste de la fréquence des insuccès. Certes il est des cas rebelles où, en dépit des opérations les plus rationnelles, on ne parvient pas à obtenir la cicatrisation de la solution de continuité des téguments. Cependant il me semble que certains points de la question n'ont pas attiré suffisamment l'attention des chirurgiens ; c'est sur eux que je me propose d'insister.

Je ferai mieux comprendre ma pensée en commençant par rapporter le plus brièvement possible une observation relative au sujet.

II

Le 2 septembre 1879, se présentait à l'hôpital Saint-

Léon de Nancy une femme, âgée de 50 ans, cultivatrice,
atteinte depuis deux ans d'un anus contre nature, dont
elle demandait à être guérie.

Cette femme avait vu apparaître subitement, trois
ans auparavant, une hernie crurale droite. La hernie
s'était réduite spontanément par le séjour au lit et
n'avait occasionné aucun accident pendant une année,
bien que la malade ne portât pas de bandage.

Au bout d'un an, elle avait reparu subitement. Pendant deux jours, malgré la hernie, la femme avait continué son travail; mais elle avait été prise alors de
vomissements et d'une douleur très vive dans la région
hypogastrique. Un médecin, appelé quatre jours après
l'apparition de la hernie, n'avait pu la réduire et avait
proposé la kélotomie, que la malade avait refusée.
Le huitième jour, le médecin avait, par une ponction,
donné issue à une grande quantité de liquide. Une
vaste ulcération s'était établie et avait laissé voir l'intestin gangrené. Enfin, après l'élimination des parties
sphacélées, la plaie avait suivi une marche régulière,
mais en laissant persister un anus contre nature, qui
ne manifestait aucune tendance à la guérison.

A l'époque de l'entrée de la malade à l'hôpital,
l'anus contre nature affectait la disposition suivante.
A la partie supéro-interne de la cuisse droite, immédiatement au-dessous du pli de l'aine, les téguments
étaient infléchis en forme d'entonnoir très évasé. Au
fond de cet entonnoir se voyaient trois saillies disposées en triangle. Deux d'entre elles, un peu plus petites que des pois, pédiculées et de couleur blanchâtre,

n'étaient autre chose que des bourgeons cutanés ayant subi la transformation fibreuse.

La troisième saillie, arrondie, rouge, d'environ un centimètre de diamètre, était constituée par la muqueuse intestinale herniée. Le stylet pouvait être promené librement tout autour de cette saillie, excepté en un seul point, situé à la partie inférieure, et au niveau duquel l'intestin faisait corps avec les téguments de la cuisse. Lorsque l'on essayait d'enfoncer le stylet profondément à côté de la muqueuse intestinale herniée, on était arrêté à peu de distance de l'orifice, à moins qu'on ne dirigeât l'instrument en dedans ; dans ce sens on pouvait le faire pénétrer très loin sans résistance ; il était évident qu'on arrivait ainsi dans la cavité de l'intestin.

Tout autour de l'orifice, les téguments étaient rouges, érythémateux, de consistance dure et sans mobilité sur la profondeur. L'orifice laissait passer des matières fécales ; mais la majeure partie des matières arrivait jusqu'au rectum et était évacuée par l'anus.

L'état général de la malade était satisfaisant ; son appétit était bon et sa santé ne semblait nullement altérée. Elle accepta l'opération que je lui proposais, et j'exécutai celle-ci le 6 septembre.

Après avoir excisé d'un coup de ciseaux les deux bourgeons cutanés dont j'ai parlé, j'avivai la muqueuse intestinale sur toute l'étendue de la surface qu'elle présentait. Tout autour d'elle, dans une zone de plus d'un centimètre, j'avivai les téguments, qui étaient durs, exsangues, lardacés, et je poussai l'avivement

assez loin pour faire disparaître toutes les parties alté-
rées de la sorte et arriver jusqu'à des tissus saignants.
Ainsi se trouva constituée une plaie, dont la surface
approchait de celle d'une pièce de cinq francs.

Pour recouvrir cette perte de substance, je fis partir de ses extrémités interne et externe deux incisions
légèrement divergentes et qui descendaient le long de
la cuisse sur une longueur d'environ six centimètres.
Je disséquai le lambeau cutané, limité latéralement par
ces incisions et supérieurement par la perte de substance, lambeau dont le pédicule était situé inférieurement, et je le fis glisser de bas en haut par-dessus la
plaie et l'intestin avivé, de manière à recouvrir toute
la perte de substance. Enfin, après avoir arrondi les
angles interne et externe du lambeau, je fixai celui-ci
dans sa nouvelle situation à l'aide de points de suture
au fil d'argent.

Pour éviter la tension du lambeau, je maintins la
cuisse dans la position demi-fléchie, et j'appliquai le
pansement en exerçant une douce pression sur la partie centrale du lambeau, de manière à le maintenir en
contact avec la surface avivée. Enfin je prescrivis à l'o-
pérée 10 centigrammes d'extrait thébaïque.

Tout sembla d'abord devoir bien se passer. Mais, le
8 septembre, surlendemain de l'opération, je constatai que les matières fécales avaient fait irruption et
avaient désuni le lambeau vers la partie supérieure.
Trois jours après, le 11, la désunion était complète sur
tout le pourtour du lambeau, et, lorsque j'eus enlevé
les points de suture, celui-ci se rétracta considérable-

ment, laissant à découvert une large perte de substance, baignée par les matières fécales, qui s'échappaient
en bien plus grande abondance qu'avant l'opération.

Les jours suivants, tout en maintenant la position
demi-fléchie de la cuisse, je cherchai, à l'aide de bandelettes fixées par du collodion, à rapprocher les bords
de la plaie. Le 23 septembre, la plaie n'avait plus
qu'un demi-centimètre de largeur. Le 3 octobre, elle
était linéaire ; mais, dans la profondeur, on apercevait
un petit bourrelet muqueux dépendant de l'intestin ;
les matières fécales ne passaient plus qu'en très faible
quantité par la plaie.

Je pratiquai, dans la direction du bourrelet intesti-
nal, plusieurs cautérisations au thermocautère ou au
nitrate d'argent. Le 18 octobre, on n'apercevait plus le
bourrelet, et les téguments semblaient devoir se rapprocher par-dessus lui. A partir du 28 octobre, tout
écoulement par la plaie avait cessé ; la guérison était
définitive.

La cicatrice avait la forme d'un arc de cercle ; le
lambeau qu'elle circonscrivait était moins allongé et
plus large qu'au moment de l'opération. Dans la portion interne de la cicatrice, le lambeau saillant était
séparé de la peau de l'abdomen par un sillon, au fond
duquel se trouvait le pli de l'aine.

III

En résumé, chez la malade dont je viens de rapporter
l'histoire, le cours normal des matières s'était rétabli

spontanément ; mais l'ouverture cutanée persistait depuis deux ans, laissant passer des matières et ne manifestant pas la moindre tendance à la guérison. Pour amener l'occlusion de cette ouverture, j'ai pratiqué une opération autoplastique, dont le résultat immédiat a été nul. Mais, après l'échec complet de la réunion par première intention, les parties se sont trouvées disposées favorablement pour une réunion par seconde intention, et celle-ci était parfaite cinquante-deux jours après l'opération.

Ce résultat n'a pas lieu d'étonner si l'on analyse les modifications apportées dans l'état des parties par l'intervention chirurgicale. Avant l'opération, les téguments, qui entouraient l'anus contre nature, étaient érythémateux, durs, lardacés, exsangues, sans mobilité sur les tissus profonds. De plus, ils affectaient une disposition en entonnoir très évasé, et, au fond de l'entonnoir, l'ouverture accidentelle était en partie dissimulée par une légère hernie de la muqueuse intestinale.

Pour que la guérison fût possible, il fallait faire disparaître les tissus impropres à tout travail de cicatrisation et leur substituer des tissus pleins de vitalité. Il était nécessaire aussi que la disposition en entonnoir très évasé fît place à une configuration permettant un affrontement ou un rapprochement des téguments. Enfin il importait que la muqueuse intestinale herniée ne vînt pas faire obstacle à la réunion.

J'ai cherché à remplir ces diverses indications. Pour cela, j'ai excisé toute la portion des téguments qui présentait l'aspect lardacé, produisant ainsi une perte de substance dont les dimensions représentaient celles d'une pièce de cinq francs. J'ai recouvert cette perte de substance à l'aide d'un lambeau taillé sur la cuisse et que j'ai fait glisser de bas en haut. Enfin j'ai avivé la muqueuse intestinale, dans l'espoir qu'elle pourrait se réunir à la face profonde du lambeau.

Je cherchais une réunion par première intention; mais, dans le courant du second jour après l'opération, les matières fécales vinrent faire irruption et s'opposer à la réunion. Le lambeau, complétement désuni, se rétracta considérablement, laissant à découvert une large perte de substance ; en même temps, les matières fécales s'échappaient en bien plus grande abondance qu'avant l'intervention.

L'échec de l'opération était absolu, et cependant celle-ci devait avoir pour résultat final la guérison de la malade. Peu à peu, en effet, les lèvres de la solution de continuité se rapprochaient, et je n'avais qu'à favoriser cette tendance naturelle à la réunion. Moins d'un mois après l'opération, la plaie était linéaire. A ce moment, un très petit bourrelet muqueux, dépendant de l'intestin, se voyait encore dans la profondeur de la plaie, et l'écoulement des matières persistait, quoique très faible. Enfin, grâce à des cautérisations répétées, la cicatrisation s'achevait, et la guérison était complète cinquante-deux jours après l'opération.

Cette terminaison était la conséquence des conditions nouvelles, dans lesquelles se trouvaient placées les parties. Les tissus adhérents et sans vitalité, qui primitivement entouraient l'ouverture accidentelle, étaient remplacés par des tissus sains et dépourvus d'adhérences. La disposition en entonnoir évasé avait fait place à une configuration différente : deux surfaces bourgeonnantes en forme d'arc de cercle, l'une convexe, l'autre concave, se faisant face, mais séparées par un sillon, dont la largeur diminuait chaque jour. Quant à la muqueuse intestinale, située dans la profondeur du sillon, elle n'apportait plus aucun obstacle à la cicatrisation et n'empêchait pas les lèvres de la plaie cutanée de se réunir par-dessus elle.

On le voit, les obstacles, qui avant l'opération s'opposaient à la guérison de l'anus contre nature, avaient cessé d'exister, en dépit de l'échec complet de la réunion par première intention. Ainsi s'explique la guérison.

Je conclurai de là que, pour obtenir la guérison d'un anus contre nature après rétablissement du cours des matières, le point important consiste à se rendre un compte exact des conditions qui empêchent l'occlusion de l'ouverture. Que l'on parvienne à supprimer les obstacles à la guérison, et on aura toutes les chances de réussir, lors même que la réunion par première intention échouerait complétement, lors même qu'on ne rechercherait pas ce mode de réunion. Si donc l'opération a été faite d'une manière rationnelle, il n'y a pas lieu de se décourager en face d'un insuccès initial ; il faut, au contraire, poursuivre les conséquences de l'opération, et l'on finira par triompher.

IV

De la splénectomie.

L'ablation de la rate est compatible avec la vie humaine. — Manuel opératoire de la splénectomie. — Fréquence des hémorrhagies et gravité de l'opération chez les leucémiques et les paludéens. — La splénectomie est parfaitement justifiée en face d'une affection qui met la vie en danger et qui n'est liée ni à la leucémie, ni à l'impaludisme.

L'extirpation de la rate, ou *splénotomie*, ou mieux *splénectomie*, a été pratiquée dans deux circonstances bien différentes : à la suite d'un traumatisme ayant eu généralement pour résultat une hernie de l'organe, ou dans le cas d'affection organique de la rate.

La splénectomie pour cause traumatique a presque toujours été suivie de succès, à tel point qu'Ashhurst, cité par Henry Morris (1), possède une statistique de 21 cas de ce genre, avec 21 succès.

La splénectomie, dirigée contre une affection organique de la rate, est, au contraire, une opération de la plus haute gravité, qui demande à n'être entreprise qu'avec circonspection. C'est d'elle uniquement que je vais m'occuper.

I

Une question préliminaire a dû préoccuper les chirur-

(1) HENRY MORRIS (in *Encyclopédie internationale de chirurgie*, t. VI, p. 390, 1886).

giens qui ont tenté la splénectomie : l'ablation de la rate est-elle compatible avec la vie humaine? La réponse à cette question est certainement affirmative.

De nombreuses expériences prouvent que les animaux privés de rate peuvent vivre, et les succès presque constants des splénectomies pour cause traumatique démontrent qu'il en est de même chez l'homme.

Mais, si l'ablation de la rate est compatible avec la vie, n'a-t-elle pas pour conséquence des troubles fonctionnels? Nous sommes loin d'être fixés d'une façon précise sur le rôle physiologique de cet organe, et, à la suite d'une splénectomie, il est difficile de démêler, parmi les perturbations que l'on observe, celles qui sont le résultat direct de l'ablation de la rate.

La plupart des phénomènes signalés n'ont été notés qu'à titre d'exception ; ce qui empêche de leur attribuer grande valeur. C'est ainsi qu'on a constaté, chez certains opérés, une répugnance marquée pour les aliments gras, une impressionnabilité nerveuse exagérée, une hypertrophie passagère du corps thyroïde.

L'examen du sang a été pratiqué chez plusieurs opérés. Chez deux opérés de Péan, Robin a trouvé que les gobules rouges étaient plus volumineux qu'à l'état normal, et que la proportion des globules blancs était un peu plus forte. Chez une femme, opérée par Billroth d'un lymphosarcome et exempte de leucémie, on notait, trois semaines plus tard, une légère augmentation des globules blancs. Au contraire, une opérée de Franzolini, atteinte, au moment de l'intervention, d'une leucémie légère, avait, une année après, son sang absolument normal.

En somme, de tous ces faits il est impossible de tirer une conclusion nette. Ce qui est certain, c'est qu'on a observé, chez certains dératés, une survie très longue. La première opérée de Péan vivait encore en 1876, c'est-à-dire neuf ans après la splénectomie, et rien ne dit qu'elle soit morte depuis cette époque.

II

La splénectomie se trouve donc justifiée au point de vue physiologique. Voyons maintenant comment se pratique l'opération.

Dans un premier temps, on incise les parois abdominales. L'incision a été faite par quelques chirurgiens le long du rebord des fausses côtes gauches. Mais il me paraît préférable d'inciser la peau verticalement, soit sur la ligne médiane, soit le long du bord externe du muscle droit du côté gauche. Si l'incision verticale était insuffisante, on aurait, d'ailleurs, la ressource de pratiquer une seconde incision, perpendiculaire à la première et dirigée d'avant en arrière.

Dans un deuxième temps, la tumeur est attirée au dehors, tandis qu'à l'aide de serviettes chaudes on empêche les anses intestinales de sortir de l'abdomen. Existe-t-il des adhérences, on les déchire avec les doigts, lorsqu'elles sont peu étendues et faiblement vasculaires. Dans le cas contraire, on les sectionne entre deux pinces ; au besoin, on les étreint dans un serre-nœud.

Aussitôt que la tumeur est sortie de l'abdomen, le chirurgien procède au troisième temps, la ligature du pédicule. Ce pédicule comprend l'épiploon gastro-splénique, le ligament pancréatico-splénique et le ligament phréno-splénique ; il a donc une assez grande largeur, et on aura soin, pour le lier, de le diviser en une série de faisceaux et même d'appliquer une seconde ligature en deçà de la première série de fils. D'ailleurs, de même que dans l'ovariotomie, la ligature sera faite de préférence avec de la soie phéniquée.

Pour éviter le glissement des fils, Billroth conseille de comprendre dans la ligature une partie de la queue du pancréas. Martin est d'avis de laisser en place un fragment de rate. On pourrait encore fixer dans l'extrémité libre du pédicule une épingle anglaise, destinée à s'opposer au glissement des fils.

Une fois le pédicule lié, on détache la rate à l'aide du bistouri, des ciseaux ou du thermocautère ; ce dernier moyen est considéré comme plus sûr. On abandonne le pédicule dans la cavité péritonéale, et il ne reste plus qu'à faire la toilette du péritoine et la suture des parois abdominales.

En résumé, les divers temps de la splénectomie ont une grande analogie avec ceux de l'ovariotomie. Mais, si le manuel opératoire est semblable dans les deux cas, les résultats sont essentiellement différents.

III

La première splénectomie pour affection organique

de la rate semble avoir été pratiquée, en 1549, par Zaccarelli, dont la malade guérit. Il faut arriver à l'année 1836 pour trouver une seconde tentative de ce genre ; elle est due à Quittenbaum. Depuis cette époque et surtout depuis une vingtaine d'années, les cas se sont multipliés, sans cependant que la statistique la plus riche que je connaisse comprenne plus de quarante-trois splénectomies.

Si nous prenons la mortalité brute dans les statistiques les plus récentes, nous trouvons qu'elle est de 82 o/o d'après Daniel Mollière et Franzolini (1882), qui ont réuni chacun 28 cas. A la même époque, Credé, sur un total de 30 splénectomies, donne une mortalité de 70 o/o. D'après Foubert (1), qui rapporte 37 cas, la mortalité est de 73 o/o. Enfin, une statistique d'Ashhurst, qui comprend 43 opérations, fixe la mortalité à 72 o/o.

On voit que, même en se rapportant aux chiffres les plus favorables, la splénectomie n'arrive pas à sauver un opéré sur trois. Mais, dès que l'on analyse de plus près les résultats, on s'aperçoit qu'il y a lieu d'établir des distinctions importantes.

En parcourant les 37 opérations relatées par Foubert dans sa thèse, je constate d'abord que presque tous les sujets, qui ont succombé, sont morts très rapidement après l'opération. Ainsi, sur 25 cas à issue malheureuse, dans lesquels le moment de la mort est spécifié, 21 opérés ont succombé le premier jour, 4 seulement ont survécu plus longtemps.

Deux de ces quatre malades, opérés par Spencer

(1) FOUBERT. *De la splénolcmie pour lumeurs de la rate.* Thèse de Paris, 1886.

Wells et par Urbinato de Cesana, sont morts de péritonite au bout de trois jours. Les deux autres, opérés
par Spencer Wells et par Le Bec, ont succombé le
sixième et le septième jour, sans péritonite, mais avec
des symptômes qui, selon toute probabilité, étaient
l'indice d'une septicémie. Ces deux sortes d'accidents
(péritonite et septicémie) n'ont rien de spécial ; ils peuvent survenir à la suite de toutes les grandes opérations qui s'attaquent à la cavité abdominale.

Sur les 21 opérés qui sont morts le jour même de
l'opération, j'en note 7 pour lesquels la cause du décès
n'est pas nettement spécifiée. Ces malades ont succombé dans le collapsus, en général très peu d'heures
après l'opération ; quand l'autopsie a été faite, elle n'a
pas apporté d'éclaircissement nouveau. Il s'agit là
évidemment d'une sorte de choc opératoire ; mais
on ne peut s'empêcher d'être frappé de la fréquence
relative et de la rapidité de cet accident, comparative-
ment à ce qui a lieu après les autres grandes opérations
abdominales.

Les 14 opérés, dont il me reste à parler, sont tous
morts d'hémorrhagie, la plupart très peu de temps
après l'opération.

On pourrait admettre que, dans quelques cas, l'hémorrhagie a été le résultat d'un accident opératoire ou
d'une hémostase insuffisante. La brièveté des vaisseaux spléniques rend difficile la pédiculisation de la
rate, et ce temps de l'opération a été signalé parfois
par des hémorrhagies difficiles à arrêter. Ailleurs, des
vaisseaux, que le chirurgien avait négligé de lier, ont

donné, immédiatement après l'opération, une hémorrhagie mortelle ; ou bien encore une ligature a glissé
et a permis à l'hémorrhagie de se produire.

Mais lorsque l'on songe que ces accidents sont survenus entre les mains de chirurgiens, tels que Spencer
Wells et Kœberlé, habitués aux opérations abdominales
difficiles ; quand, d'autre part, il est noté que, dans certaines splénectomies, le sang coulait de tous côtés, même
par les vaisseaux les plus insignifiants, on ne saurait
plus attribuer ces hémorrhagies à de simples fautes
opératoires. D'ailleurs, dans le plus grand nombre des
cas, les hémorrhagies ont eu lieu sans que l'on ait pu
découvrir une cause locale expliquant cet accident.

C'est qu'en effet elles dépendaient d'une cause diathé-
sique. La plupart du temps, la splénectomie a été pratiquée pour des hypertrophies de la rate, résultant soit
de l'impaludisme, soit plus souvent encore de la leucémie. Or il est parfaitement établi que l'impaludisme et
surtout la leucémie sont des causes puissantes d'hémorrhagie. Sur les 14 décès par hémorrhagie, dont j'ai
parlé précédemment, 9 sont survenus chez des leucémiques, 3 chez des paludéens ; l'observation des deux derniers malades est incomplète.

D'une façon générale et même abstraction faite de la
tendance aux hémorrhagies, la leucémie et l'impaludisme aggravent singulièrement le pronostic de la
splénectomie. Ainsi 5 splénectomies, entreprises chez
des paludéens, ont fourni 4 morts, et sur 16 leucémiques,
à qui l'on a enlevé la rate, 15 ont succombé ; le
seul qui ait survécu est un opéré de Franzolini atteint

d'une leucémie légère (5 fois plus de globules blancs qu'à l'état normal).

Si l'on défalque ces 21 opérations, pratiquées chez des leucémiques et des paludéens, il reste 16 cas, qui ont fourni 8 guérisons et 8 morts. Sur ces 16 cas, 3 opérations, dirigées contre une rate mobile, ont donné 2 guérisons et 1 mort par péritonite ; 4 malades ont été opérés pour des kystes de la rate, et sur ce nombre 3 ont guéri ; enfin, une femme, opérée par Billroth pour un lymphosarcome de la rate, a guéri. Les autres cas ont trait à des hypertrophies ; mais les détails, qui les concernent, sont généralement insuffisants.

La conclusion, qui se dégage de ces faits, c'est que la splénectomie est une opération parfaitement justifiée en face d'une affection qui met la vie des malades en danger, mais à condition que l'on choisisse ses cas. Si l'affection, qui commande l'intervention, n'est liée ni à la leucémie, ni à l'impaludisme, ni à aucun autre état constitutionnel, l'extirpation de la rate ne paraît pas plus grave que certaines opérations aujourd'hui universellement admises, l'hystérectomie par exemple.

Mais la leucémie et l'impaludisme assombrissent tellement le pronostic de la splénectomie que, dans ces conditions, un chirurgien prudent se résoudra difficilement à la pratiquer. Enfin, il ne faut pas perdre de vue que certaines hypertrophies de la rate peuvent diminuer et même disparaître sans intervention chirurgicale ; Spencer Wells (1) donne deux exemples très nets de guérisons de ce genre.

(1) SPENCER WELLS. *Diagn. et trait. chir. des tum. abdominales ;* édit. franç., p. 342. Paris, 1886.

V

Des incisions permettant d'aborder le rein.

Incisions diverses permettant d'aborder le rein par la voie lombaire. — Incision lombaire rétro-péritonéale et incision lombaire rétro-intrapéritonéale de Kœnig. — Mode de suture après ces incisions.

I

Depuis que la néphrotomie et la néphrectomie sont entrées dans la pratique chirurgicale, les chirurgiens n'ont pas réussi encore à se mettre d'accord sur les incisions qui permettent le mieux d'arriver jusqu'au rein.

Je ne veux point parler ici des opérations faites par la voie abdominale antérieure, ni de leur parallèle avec les opérations faites par la voie lombaire. Il est évident que la voie abdominale antérieure ne saurait être choisie que lorsqu'il s'agit d'extirper le rein, et cela uniquement dans certaines conditions. Si l'on se propose simplement de mettre le rein à nu, en se réservant d'agir ensuite suivant les circonstances, la voie lombaire est la seule qui s'offre au chirurgien. Mais la manière d'aborder le rein par cette voie a singulièrement varié suivant les opérateurs.

Les uns, incisant verticalement depuis la onzième côte jusqu'à la crête iliaque, le long du bord externe du muscle sacro-lombaire, divisent l'aponévrose de recouvrement de ce muscle, et rejettent celui-ci en dedans, pour inciser l'aponévrose qui le limite profondément. Il ne reste plus qu'à diviser le carré des lombes et son aponévrose antérieure.

Suivant un autre procédé, l'incision, allant de la douzième côte à la crête iliaque, est menée à un centimètre environ en dehors de la masse sacro-lombaire. Après avoir divisé le grand dorsal, on incise l'aponévrose du petit oblique et celle du transverse ; on écarte en dedans le carré des lombes, et l'on se trouve en face du tissu cellulaire graisseux qui recouvre la face postérieure du rein.

Au lieu d'une incision verticale, certains chirurgiens pratiquent une incision transversale ou légèrement oblique en bas et en dehors. Cette incision, menée à peu de distance au-dessous de la douzième côte, s'arrête en dedans à la limite de la masse sacro-lombaire et divise le grand dorsal, les deux muscles obliques et l'aponévrose du transverse ; le carré des lombes est rejeté en dedans, et l'on incise encore l'aponévrose qui revêt sa face antérieure.

Cette incision ayant été jugée insuffisante, on y a ajouté parfois une incision verticale, dirigée en bas et commençant à environ 25 millimètres en avant de l'angle postérieur de la première incision.

Quel que soit, d'ailleurs, le procédé auquel on donne la préférence, l'opération ne permet pas de mettre le rein largement à découvert, d'autant plus que la partie supérieure de l'organe est recouverte par les deux dernières côtes. Aussi quelques chirurgiens, en particulier Bruns, ont-ils proposé la résection de la douzième côte.

Cette insuffisance des procédés en usage a déterminé Kœnig (de Gœttingue) (1) à chercher un procédé nouveau, qu'il a essayé sur le cadavre, puis appliqué avec succès sur le vivant. Ce procédé, dont je vais donner la description, mérite d'être pris en sérieuse considération.

II

L'incision, recommandée par Kœnig, part de la douzième côte, pour descendre verticalement le long du bord externe de la masse sacro-lombaire. A quelques centimètres au-dessus de la crête iliaque, on fait décrire un angle à l'incision pour l'amener dans la direction de l'ombilic et la prolonger jusqu'au bord externe du muscle grand droit de l'abdomen. Dans certaines circonstances, il y aurait même lieu, d'après Kœnig, de dépasser le grand droit et d'aller jusqu'à l'ombilic. On peut avoir avantage aussi à donner à la première partie de l'incision une direction, non pas verticale, mais oblique, de manière à çe que l'angle, résultant du changement de direction de l'incision, soit moins prononcé.

J'ai cité plus haut les parties que l'on divise en incisant verticalement en dehors de la masse sacro–lombaire. Dans la portion horizontale de l'incision de

(1) Kœnig (*Centralblatt für Chirurgie,* 28 août 1886).

Kœnig, on est obligé de diviser le grand dorsal, les deux obliques et le transverse, quelquefois même le grand droit de l'abdomen. Si l'on craint que la rétraction des muscles ne permette pas de trouver les bouts correspondants au moment d'appliquer les sutures, on prend la précaution, avant d'inciser, de passer des fils, qui traversent chaque muscle au-dessus et au-dessous de la division.

L'incision de Kœnig donne, d'après son auteur, de grandes facilités pour aborder le rein. Mais ces facilités sont encore augmentées dans une notable proportion si, avec la main, on décolle le péritoine à partir de la portion verticale de l'incision et si on le repousse ainsi en avant. Cette manœuvre serait facile, d'après Kœnig, et réussirait le plus souvent.

Kœnig propose de donner à son procédé le nom d'*incision lombaire rétro-péritonéale*, avec décollement du péritoine.

Il peut arriver que l'incision rétro-péritonéale ne fournisse pas un espace suffisant. D'autres fois, on peut désirer aborder une tumeur du rein par la cavité abdominale, soit pour assurer le diagnostic, soit pour entreprendre une opération. Dans ces divers cas, Kœnig incise le péritoine au niveau de la portion horizontale de l'incision des parties superficielles.

Ce temps de l'opération ouvre la cavité abdominale, circonstance qui doit ne pas être perdue de vue lorsqu'on se propose de débarrasser le rein ou le bassinet de matières infectieuses. Aussi Kœnig recommande-t-il de pratiquer, quand c'est possible, la suture du péritoine avant d'ouvrir un foyer fétide de pyélo-néphrite, ou avant d'extirper un rein suppuré.

L'opération, que je viens de décrire, est nommée par Kœnig *incision lombaire rétro-intrapéritonéale*. A l'appui de sa manière de procéder, ce chirurgien rapporte deux observations, que je résumerai rapidement.

La première a trait à une femme d'une cinquantaine d'années, qui présentait du côté gauche une énorme tumeur abdominale. L'urine était purulente, riche en albumine et en cholestérine. Aussi avait-on considéré comme probable l'existence d'une pyélo-néphrite, sans rejeter absolument, d'ailleurs, l'hypothèse d'une tumeur maligne.

Kœnig pratiqua l'incision lombaire rétro-péritonéale, ouvrit largement la poche et donna issue à une grande quantité de liquide jaunâtre, contenant beaucoup de cholestérine. En introduisant le doigt dans cette énorme cavité, il y trouva un calcul mobile, du volume d'une fève. Mais une autre tumeur, de la grosseur du poing, siégeait au voisinage de la première poche, près de la colonne vertébrale, et cette tumeur, qui donnait la sensation d'un rein, offrait cependant des parties dures. Gêné dans son exploration et dans ses manœuvres, Kœnig ouvrit le péritoine. Dès lors, il lui fut facile de sentir dans le rein de grands calculs ramifiés et de les extraire hors du bassinet et des calices, en introduisant une main dans la cavité abdominale et en repoussant ainsi les calculs au-devant de quelques doigts de l'autre main introduits dans la première poche.

La poche rénale fut fixée dans la plaie à la limite des

portions verticale et horizontale de l'incision, et la plaie fut suturée dans le reste de son étendue. La guérison survint sans incident. L'état général ne tarda pas à se relever; il se forma une cicatrice solide mais une fistule persistait encore quatre semaines après l'opération.

La seconde observation de Kœnig concerne un homme de trente ans, atteint d'un catarrhe vésical, consécutif à une blennorrhagie. L'affection s'était compliquée manifestement de néphrite du côté droit; le malade présentait de vives douleurs, des frissons; les urines étaient purulentes et fétides, et finalement il s'était formé, dans la région rénale droite, une tumeur de la grosseur des deux poings. Le malade s'affaiblissait rapidement.

Kœnig eut recours à l'incision rétro-péritonéale pour arriver sur le rein; l'opération fut rendue particulièrement difficile par suite de l'induration étendue du tissu cellulaire sous-péritonéal. Le péritoine fut ouvert comme dans le cas précédent, et l'on constata que le rein était fixé solidement en place par les tissus indurés et n'aurait pu être extirpé sans de grands dangers. Kœnig se contenta de fixer le bassinet dans la plaie, après avoir suturé le péritoine; puis il incisa et draina le bassinet, d'où s'écoula un liquide putride.

L'opération avait duré trois heures. Le malade, très éprouvé par ce traumatisme, ne tarda pas à se relever. Trois semaines après l'opération, la guérison était presque complète; les urines étaient claires; la plaie était cicatrisée, sauf en un point qui restait fistuleux.

III

Sans porter dès aujourd'hui un jugement définitif sur
la valeur de l'incision de Kœnig, je ferai remarquer
qu'elle permet de pratiquer certaines opérations, à peu
près impossibles avec les anciennes incisions lombaires.
Or, la voie abdominale antérieure ne saurait être utili-
sée quand il s'agit d'ouvrir une cavité purulente du rein
ou du bassinet, ou d'extraire des calculs siégeant dans
ces organes. Dans les cas de ce genre, en effet, il
importe d'assurer l'écoulement à l'extérieur des liquides putrides, qui continuent à se former après l'opération. Il résulte de là que l'incision de Kœnig élargit le
cercle des opérations rénales.

Kœnig a prévu que l'on objecterait à sa méthode la
difficulté de la réunion d'une incision qui divise plusieurs couches musculaires et la tendance aux hernies,
qui peut résulter de la faiblesse de la paroi abdominale
dans la région où les muscles ont été divisés.

A cette objection Kœnig répond que, d'une façon
générale, il ne redoute nullement l'incision des couches musculaires de l'abdomen et qu'il divise celles-ci
indifféremment suivant la longueur des fibres musculaires, ou, au contraire, transversalement ou obliquement. Evidemment la suture, dans ces conditions,
demande plus de soin et plus de temps que la suture
d'une incision faite sur la ligne blanche. Mais le résultat final n'en est pas moins favorable.

On facilite beaucoup la suture en ayant soin, au moment où l'on divise les muscles, de passer une anse de fil dans les deux bouts de chaque muscle divisé. Quant à la suture elle-même, Kœnig la fait avec des fils de soie très épais, et il traverse tout à la fois la peau, les couches musculaires et le péritoine. Si la disposition de la plaie ne se prête pas à ce mode de réunion, Kœnig suture d'abord le péritoine à l'aide de ligatures perdues au catgut ou à la soie, puis il opère de même sur les couches musculaires. Les sutures musculaires sont très fortement serrées. Il est, d'ailleurs, évident que, quel que soit le procédé de suture employé, il faut appliquer des points de suture spéciaux pour assurer l'affrontement des lèvres de la peau partout où il n'est point parfait.

Kœnig insiste sur un dernier point, c'est que la cicatrice n'est solide qu'au bout d'un certain temps. Aussi laisse-t-il les sutures en place trois semaines, à moins que les fils n'aient perdu toute tension. Le malade est maintenu quatre semaines au lit, et on lui interdit ensuite, pendant quelque temps encore, les mouvements qui pourraient amener des tiraillements sur la cicatrice ; enfin on lui fait porter un bandage.

Kœnig affirme qu'en se conformant aux préceptes qu'il donne, on ne risque pas de voir des hernies se produire chez les opérés.

CHAPITRE III

ORGANES GÉNITO-URINAIRES

I

Du traitement chirurgical de l'exstrophie de la vessie.

Les opérations chirurgicales, dirigées contre l'exstrophie de la vessie, n'ont donné jusqu'à présent que des résultats médiocres. — Méthode nouvelle de Trendelenburg, cherchant à réaliser des conditions aussi voisines que possible des conditions physiologiques.

I

L'exstrophie de la vessie a fait de tout temps le désespoir des chirurgiens, et jusqu'à présent les divers modes de traitement, dirigés contre ce vice de conformation, ont été purement palliatifs. On a tenté, il est vrai, des opérations chirurgicales graves ; mais elles n'ont eu d'autre but que d'atténuer l'infirmité, dont souffraient les sujets ; elles n'ont pas eu l'ambition de mettre ces derniers dans des conditions voisines des conditions physiologiques.

Tantôt, en effet, on a cherché à déverser les urines dans le rectum, chargé ainsi de leur constituer un réservoir clos. Mais, ainsi que l'a fait remarquer Billroth au onzième Congrès allemand de chirurgie, n'est-on pas en droit de se demander si les urines, au contact des matières fécales et des gaz de l'intestin, ne se décomposeront pas et n'amèneront pas des rectites ?

Ailleurs, on s'est efforcé de compléter la cavité de la vessie, en lui conservant un orifice à son extrémité inférieure. Les chirurgiens, qui ont eu recours à cette méthode, ont réussi plus ou moins à reconstituer, à l'aide de lambeaux cutanés, la paroi antérieure, qui faisait défaut à la vessie. Mais la cavité ainsi formée a toujours été dépourvue de sphincter, et l'opération n'a pas dispensé le malade de porter soit un urinal servant de réceptacle à l'urine, soit un compresseur destiné à fermer l'orifice vésical et devant être enlevé de temps en temps.

Les deux méthodes précédentes, la seconde surtout, comptent de nombreux procédés, dont on trouvera l'exposé dans les ouvrages spéciaux, et sur lesquels je n'insisterai pas.

Plus récemment, Sonnenburg (1) a conseillé l'extirpation de la vessie. Chez un garçon de neuf ans, atteint d'exstrophie vésicale, il a extirpé la vessie et suturé les uretères dans la gouttière formée par le rudiment du pénis ; puis il a refermé la solution de continuité en

_____

(1) Sonnenburg (*Berliner klinische Wochenschrift*, 25 juillet 1881; 5 et 12 juin 1882, 24 juillet 1882).

faisant glisser de chaque côté les téguments abdomi-
naux. Le malade a guéri. Chez un autre enfant, âgé de
trois à quatre semaines, Sonnenburg a également excisé la vessie, mais en laissant les uretères en place.

L'opération de Sonnenburg peut-elle être considérée
comme un progrès? La plupart des chirurgiens ont
pensé que non. Les malades, après avoir couru des
dangers sérieux, ne se trouvent pas dans des conditions
notablement supérieures à celles des sujets, chez qui
l'on s'est borné aux appareils prothétiques , et, d'autre part, on leur a ôté la possibilité de profiter des
améliorations, dont seront susceptibles les procédés
anaplastiques.

Est-ce à dire que la chirurgie doive avouer son impuissance en face de l'exstrophie de la vessie? On ne
saurait souscrire à une conclusion aussi désolante.

Dans ces toutes dernières années, Trendelenburg (1)
a cherché dans une voie nouvelle la solution du problème. Il s'est proposé d'obtenir la réunion des bords de
la vessie et de l'urèthre sans l'intervention d'aucun lambeau cutané, espérant ainsi reconstituer un sphincter et
faire cesser l'incontinence d'urine.

Il est à remarquer, en effet, que, chez les sujets
atteints d'épispadias complet avec infundibulum et
incontinence d'urine, l'appareil musculaire, destiné à
servir de sphincter vésical, existe. S'il reste sans action,
cela tient à ce qu'il est disposé d'une façon qui ne lui
permet pas d'agir efficacement. Mais que, par une opération, on amène au contact les extrémités disjointes

(1) TRENDELENBURG (*Centralblatt für Chirurgie*, 5 décembre 1885).

des fibres musculaires, le malade pourra utiliser son sphincter et garder ses urines.

Trendelenburg a pensé que, dans l'exstrophie de la vessie, de même que dans l'épispadias, les éléments du sphincter vésical doivent exister. A l'appui de sa manière de voir, il cite, d'ailleurs, une autopsie faite par Thierfelder : dans un cas d'exstrophie de la vessie, cet auteur a trouvé la prostate suffisamment bien conformée, quoique divisée en avant ; elle était, de plus, largement pourvue de fibres musculaires lisses.

Les premières recherches de Trendelenburg, dans la voie que je viens d'indiquer, remontent à sept ans. Mais, faute d'occasion, il a dû renoncer, pendant longtemps, à les pousser plus loin. Les résultats, qu'il a obtenus, ne sont pas absolument satisfaisants. Il n'en est pas moins intéressant d'étudier cette tentative, qui ouvrira peut-être la voie à des opérations plus heureuses.

II

Le plan de l'opération de Trendelenburg consiste à obtenir d'abord la disjonction des deux symphyses sacro-iliaques. Les os iliaques deviennent ainsi mobiles sur le sacrum. Par des pressions latérales dans un appareil approprié, les os iliaques sont ensuite repoussés en avant l'un vers l'autre : ce qui contribue à rapprocher les bords latéraux de la vessie atteinte d'exstrophie. L'opération se termine par l'avivement et la suture de ces bords ; cette réunion doit être poursuivie inférieurement au moins jusqu'au commencement de la partie bulbeuse de l'urèthre.

Chez de jeunes enfants, la disjonction des symphyses sacro-iliaques est, au dire de Trendelenburg, une opération simple et sans danger, pour peu qu'elle soit faite avec circonspection. On couche l'enfant sur le ventre ; on introduit l'index gauche dans le rectum, pour être fixé sur la situation de la grande échancrure sciatique et de l'artère fessière ; puis on mène une incision longitudinale au niveau de la symphyse. Avec un fort bistouri on pénètre profondément dans cette région, avançant avec prudence, jusqu'à ce que l'on puisse, par une pression latérale énergique, détacher l'os coxal.

Il faut ne pas perdre de vue que les gros vaisseaux du bassin siègent en avant de la symphyse sacro-iliaque. Ce n'est donc pas avec le bistouri qu'on achèvera la division de la symphyse, mais à l'aide de pressions exercées sur les deux ailes iliaques. Une fois que l'un des os iliaques est détaché, la force, que peut fournir la pression bilatérale, se trouve brisée par cela même, et il devient un peu plus difficile d'obtenir le même résultat du côté opposé.

A l'âge adulte et même quelques années déjà avant la puberté, les moyens d'union de la symphyse sacro-iliaque deviennent remarquablement puissants. La disjonction nécessite alors l'emploi du ciseau, et l'opération n'est pas sans danger.

Trendelenburg a éprouvé de grandes difficultés à construire un appareil réalisant une pression continue

sur les deux moitiés du bassin et pouvant rester appliqué pendant des semaines sans produire de phénomène
de décubitus au niveau des trochanters. Après un certain nombre d'essais, il s'est arrêté à un appareil, dans
lequel la pression est exercée par l'intermédiaire de
poids. Une large ceinture, bien matelassée, entoure le
bassin ; ses deux extrémités se croisent en avant sur le
ventre, et à chacune d'elles sont fixés des poids.

Chez un enfant de deux ans et demi, Trendelenburg
est allé jusqu'à mettre 10 à 15 livres de chaque côté.
L'intervalle entre les deux épines iliaques antéro-supé-
rieures, qui était primitivement de 17 centimètres, s'est
trouvé ainsi réduit à 11 1/2 centimètres ; les parties cons-
tituantes de la symphyse du pubis, distantes l'une de
l'autre auparavant de 5 centimètres, ont été mises presque en contact.

Le second temps de l'opération de Trendelenburg,
c'est-à-dire la suture de la vessie, est pratiqué par lui
six ou huit semaines après la première opération.

Dans cette seconde opération, on commence par
aviver les bords de la vessie ; ce temps est facilité par
une manœuvre, qui consiste à maintenir la vessie réduite à l'aide d'une petite éponge. En dehors de la surface d'avivement, on fait pénétrer le bistouri à quelques
millimètres de profondeur, de manière à donner de la
mobilité aux bords de la vessie ; puis on procède à la
réunion, en faisant les sutures suivant le procédé de
Lembert.

Trendelenburg a toujours, jusqu'à présent, tenté la
réunion simultanément sur la vessie et sur l'urèthre.

Peut-être y aurait-il avantage à ajourner la suture de l'urèthre à une époque ultérieure ; car cette suture semble d'une réussite plus difficile que celle de la vessie, et son succès doit certainement être favorisé par la réunion préalable de la vessie.

Lorsque l'on tente la suture totale en une seule séance, il est indiqué de placer une sonde à demeure ; l'urine s'écoule alors par cette sonde et respecte les parties voisines.

Chez les opérés de Trendelenburg, la réunion au niveau de l'urèthre et du col de la vessie a constamment échoué jusqu'à ce jour. Mais, chez un garçon de deux ans et demi, la suture a réussi sur le reste de la vessie, et l'exstrophie s'est trouvée ainsi supprimée.

Trendelenburg pense que l'on pourrait se dispenser de diviser les symphyses sacro-iliaques, à condition d'intervenir peu de temps après la naissance des enfants. A ce moment, les os iliaques présentent encore une certaine flexibilité, et il est à supposer que l'appareil à pression continue, dont j'ai parlé précédemment, parviendrait à opérer leur rapprochement.

Tels sont les quelques détails donnés par Trendelenburg sur son opération. Bien que ce chirurgien n'ait enregistré encore aucun succès à l'appui de sa méthode, celle-ci ne m'en semble pas moins reposer sur un principe juste ; car elle cherche à réaliser des conditions aussi voisines que possible des conditions physiologiques. C'est en s'inspirant du même principe que S. Duplay a obtenu ses beaux succès dans le traitement opératoire de l'épispadias et de l'hypospadias.

La voie, dans laquelle s'est engagé Trendelenburg, me paraît être la bonne. Il reste à perfectionner la méthode, pour lui faire produire ce qu'elle est susceptible de donner. Dans le traitement de l'épispadias et de l'hypospadias, la réparation par temps successifs a réalisé un notable progrès. Pourquoi ne rendrait-elle pas les mêmes services dans le traitement de l'exstrophie vésicale? Espérons qu'un avenir prochain fournira la solution du problème.

II

De l'extirpation des tumeurs de la vessie.

Opérations exploratrices: boutonnière périnéale, incision sus-pubienne. — L'extirpation d'une tumeur vésicale est commandée moins par la nature du néoplasme que par certains symptômes: hématuries menaçantes, douleurs insupportables, rétentions d'urine complètes ou incomplètes. — La méthode de choix est la cystotomie sus-pubienne. — L'incision sus-pubienne, lors même que l'ablation de la tumeur est contre-indiquée, peut rendre des services par l'établissement d'une fistule vésicale permanente.

Parmi les tentatives chirurgicales, auxquelles nous avons assisté dans ces dernières années, l'une des plus curieuses, assurément, est l'extirpation des tumeurs de la vessie. Les essais, déjà lointains, faits par Civiale et Leroy d'Etiolles, étaient tombés dans le discrédit et l'oubli, lorsque Billroth, en 1875, pratiqua l'ablation d'une tumeur de la vessie, qu'il avait diagnostiquée. Cette tumeur, du volume du poing, fut observée chez un enfant de douze ans. Billroth, après avoir exploré la vessie à l'aide d'une incision périnéale, se décida à ouvrir cet organe dans la région hypogastrique. La tumeur, dont la base d'implantation était fort large, fut attaquée avec les doigts: la plus grande partie fut enlevée ainsi; ce qui restait fut saisi dans une forte ligature et excisé. On reconnut que le néoplasme était un myome. Un mois après l'opération, la guérison était complète.

L'exemple de Billroth a été suivi par plusieurs chirurgiens, et il n'est pas douteux que l'extirpation des tumeurs vésicales n'ait sa place marquée parmi les opérations chirurgicales. Voyons dans quelles conditions elle est indiquée et quelle est la manière de la pratiquer.

I

Tout d'abord, avant d'intervenir, il faut être certain de l'existence d'une tumeur. Or, le diagnostic des tumeurs de la vessie offre quelquefois des difficultés insurmontables. Evidemment une hématurie survenant spontanément, se répétant à de courts intervalles, apparaissant et disparaissant sans cause appréciable, indique l'existence d'un néoplasme dans les voies urinaires. Mais les caractères, qui distinguent l'hématurie d'origine vésicale d'avec l'hématurie d'origine rénale, ne sont pas assez tranchés pour fournir des indications précises relativement au siège du néoplasme. Les autres symptômes sont le plus habituellement insuffisants. Seule l'exploration de la vessie peut résoudre la question.

Le toucher rectal, combiné avec la palpation hypogastrique et le cathétérisme, pourra donner des renseignements importants. Mais une exploration négative n'autorise en aucune façon à conclure à l'absence de tumeur vésicale. Ces incertitudes ont amené un certain nombre de chirurgiens, principalement en Angleterre et en Allemagne, à pratiquer une incision exploratrice, permettant au doigt de pénétrer jusque dans la vessie. Deux voies s'offrent au chirurgien pour cette exploration : la voie périnéale, préconisée par Thompson, et la voie sus-pubienne.

Les considérations qui précèdent ne sauraient s'appliquer aux tumeurs de la vessie chez la femme. Mais chez elle, sans parler des renseignements, parfois très précis, que fournit le toucher vaginal, on a la ressource de pénétrer dans la vessie par le canal de l'urèthre, préalablement dilaté.

Pour pratiquer la boutonnière périnéale, Thompson incise la portion membraneuse de l'urèthre, et pénètre avec le doigt, d'abord dans la portion prostatique, qu'il dilate, puis au travers du col vésical.

En dépit de l'enthousiasme manifesté par Thompson, ce procédé ne permet pas toujours une exploration facile. L'embonpoint du malade, l'hypertrophie de la prostate, l'étroitesse notable de l'orifice du bassin, étroitesse qui empêche alors la main de déprimer le périnée, sont des facteurs, avec lesquels il faut compter. Il est possible que le doigt n'arrive pas jusqu'au néoplasme, et surtout qu'il ne soit pas assez libre pour pratiquer le palper. Cette objection n'est pas purement théorique, car Whitehead et Pollard ont éprouvé des difficultés de ce genre.

L'incision sus-pubienne, qui se pratique suivant le même procédé que la taille hypogastrique, permet une exploration plus complète de la vessie. Mais on est en droit de se demander si, considérée uniquement comme une opération exploratrice et abstraction faite de toute tentative ultérieure, l'incision sus-pubienne n'offre pas plus de danger que la boutonnière périnéale.

Quoi qu'il en soit, ces opérations exploratrices ne sauraient, ni l'une ni l'autre, passer pour inoffensives. Il importe donc de ne pas les entreprendre à la légère et de ne les regarder que comme le premier temps d'une opération ayant pour but l'ablation de la tumeur vésicale. En d'autres termes, à mes yeux, l'incision exploratrice n'est légitime que lorsque l'on est assuré de l'existence d'un néoplasme de la vessie et que l'on croit pouvoir rendre service au malade en enlevant ce néoplasme en totalité ou en partie. Aussitôt l'exploration faite, on opérera séance tenante, si la possibilité de l'opération est démontrée.

Je ne m'occupe pas, pour le moment, de l'incision de la vessie conseillée à titre de palliatif dans les cas de tumeurs vésicales ; j'aurai à y revenir.

II

Dans certaines circonstances, toute tentative d'ablation est nettement contre-indiquée. Bazy (1), qui le premier en France a fait l'extirpation d'une tumeur vésicale et qui a communiqué sur ce sujet à la Société de chirurgie un intéressant mémoire, réunit sous quatre chefs les contre-indications formelles à l'intervention.

Ces contre-indications sont : la généralisation du néoplasme dans les ganglions ou dans les viscères ;

(1) BAZY. *De l'intervention chirurgicale dans les tumeurs de la vessie chez l'homme,* (Rapport de Monod à la Société de chirurgie, séance du 25 juillet 1883).

une adhérence intime entre la vessie et les organes voisins, constatée par le toucher rectal et la palpation hypogastrique combinés ; l'infiltration diffuse des parois vésicales par la néoplasie, infiltration qui malheureusement est difficile à reconnaître ; enfin une altération profonde des reins.

Mais l'absence de toute contre-indication ne suffit pas pour autoriser le chirurgien à intervenir. Il ne faut pas perdre de vue que, si le néoplasme est de nature maligne, la récidive est probable, et que, dans ce cas, à moins d'indication opératoire pressante, le bénéfice de l'intervention n'aura pas été bien grand.

D'autre part, certaines tumeurs bénignes et même malignes de la vessie peuvent durer de longues années : Guyon a cité des cas, dans lesquels la maladie a duré dix ans, quinze ans, dix-huit ans. En présence de faits de ce genre, est-on autorisé, lorsqu'il n'y a pas danger immédiat, à chercher une guérison définitive au prix d'une opération chirurgicale aussi sérieuse que l'extirpation d'une tumeur vésicale ?

Evidemment une tumeur à allures bénignes, primitivement peu menaçante pour la vie du malade, peut, à un moment donné, s'accompagner de symptômes graves, qui commandent une intervention opératoire ; et cette intervention tardive, s'attaquant à un néoplasme qui a eu le temps de prendre de l'extension, se présente avec des chances de succès moindres qu'au début de la maladie. Mais, par contre, en opérant dès le début, ne s'expose-t-on pas à causer la mort d'un malade, qui ne courait aucun danger actuel et qui peut-être n'eût jamais couru le moindre danger par le fait de sa tumeur vésicale ?

Il faut le reconnaître, il nous est rarement possible de diagnostiquer la nature d'un néoplasme de la vessie et d'en prévoir la marche ultérieure. De même, il nous est difficile de savoir si la tumeur est sessile ou pédiculée, et dans quelle mesure elle est opérable. Cette incertitude nous commande l'abstention dans les cas douteux, et cela d'autant plus impérieusement que les résultats, fournis jusqu'à présent par l'intervention opératoire, ne sont pas des plus brillants.

Pousson, dans sa thèse de doctorat (1), a réuni 72 opérations d'extirpation de tumeurs vésicales. Si à ce chiffre on ajoute 9 opérations citées par Hénocque (2), on arrive à un total de 81 opérations, qui ont donné 29 morts et 52 guérisons, soit une mortalité de 36 o/o, c'est-à-dire de plus d'un tiers.

Les résultats sont, d'ailleurs, notablement moins favorables chez l'homme que chez la femme. Sur un total de 42 hommes opérés, on constate 18 morts et 24 guérisons, soit une mortalité de 43 o/o, tandis que 39 femmes opérées ont fourni 11 morts et 28 guérisons, soit une mortalité de 28 o/o.

Ces chiffres, rapprochés des considérations qui précèdent, nous amènent à cette conclusion que l'opération ne saurait être tentée sans qu'une indication nette et précise la commande au chirurgien. Cette indication,

___

(1) Pousson, *De l'intervention chirurgicale dans le traitement et le diagnostic des tumeurs de la vessie dans les deux sexes.* Thèse de Paris, 1884.

(2) Hénocque (*Gazette hebdomadaire*, 1884, p. 671).

ce n'est pas la nature du néoplasme qui nous la donnera ; nous la trouverons dans certains symptômes, observés aussi bien dans les tumeurs bénignes que dans les tumeurs malignes de la vessie.

C'est ainsi que Guyon distingue trois cas, dans lesquels l'intervention est indiquée. Il opère lorsque le néoplasme provoque des hématuries menaçantes, ou des douleurs insupportables, ou enfin des rétentions d'urine complètes ou incomplètes. En effet, les hématuries peuvent être mortelles, et la thérapeutique est à peu près impuissante contre elles ; les douleurs et les envies incessantes d'uriner ne tarderaient pas à épuiser le malade et lui rendent l'existence intolérable ; enfin les rétentions d'urine nécessitent des cathétérismes répétés, qui, en pareil cas, ne sont pas sans danger.

Souvent alors l'opération est purement palliative : la tumeur vésicale ne peut être enlevée en totalité, mais une ablation partielle suffit pour remédier aux symptômes inquiétants.

Dans le cas même où toute tentative d'ablation est contre-indiquée, l'incision sus-pubienne de la vessie peut encore parfois rendre des services. Non seulement elle remédie à la rétention d'urine ; mais, en privant la vessie de sa fonction de réservoir, elle a une action favorable sur les douleurs et les hématuries.

Verneuil raconte qu'il a fait l'entérotomie sur une malade, atteinte de cancer du rectum et tourmentée par un ténesme épouvantable et par des envies perpétuelles d'aller à la selle ; l'intestin ouvert, la malade ne rendit aucune matière par son anus artificiel, et cependant ses

épreintes cessèrent comme par enchantement. « Ce phénomène, encore inexplicable, ajoute Verneuil (1), se
produirait-il après la cystotomie, pratiquée chez un
malade atteint d'un cancer de la vessie déterminant un
ténesme épouvantable de cet organe ? »

Verneuil le pense et il formule le précepte suivant : « Ouvrez la vessie des malades atteints de
tumeur vésicale ; c'est là ce que vous devez vous pro-
poser comme but principal. Si, pendant l'opération, vous
trouvez par hasard que la tumeur est extirpable, extir-
pez-la ; dans le cas contraire, contentez-vous de la simple cystotomie. »

III

Il me reste quelques mots à dire sur les procédés
employés pour l'ablation des tumeurs de la vessie.

Chez la femme, il ne semble pas qu'il y ait doute :
on attaquera les tumeurs de préférence par le canal de
l'urèthre, après lui avoir fait subir au besoin une dilatation préalable.

Chez l'homme, les chirurgiens sont loin d'être d'accord : la voie périnéale et la voie hypogastrique ont chacune leurs partisans, et jusqu'à présent les faits ne sont
ni assez nombreux, ni assez comparables entre eux pour
autoriser des conclusions formelles.

Parmi les opérateurs, qui ont suivi la voie périnéale,
les uns, suivant les préceptes de Thompson, se sont
contentés d'une simple boutonnière et sont arrivés jus-

(1) VERNEUIL (*Soc. de chir.*, séance du 25 juillet 1883).

qu'à la vessie, sans inciser ni le col vésical, ni la prostate ; les autres ont pratiqué une véritable taille périnéale, d'après l'un des procédés en usage pour la recherche des calculs vésicaux.

J'ai insisté précédemment sur les difficultés de l'exploration de la vessie à travers la boutonnière périnéale. Les difficultés sont bien plus grandes encore lorsqu'il s'agit, à travers cette ouverture étroite et profonde, de faire l'ablation d'un néoplasme, soit avec le doigt, soit avec des tenettes ou tout autre instrument. Thompson, malgré sa grande habileté, a, dans un cas, perforé la vessie. Aussi, quoique le siége habituel des néoplasmes soit la région du trigone vésical, c'est-à-dire la portion de la vessie la plus abordable par la boutonnière périnéale, il est probable que, dans bien des cas, l'opération s'est réduite à un grattage fait à l'aveuglette.

Sur 18 hommes, opérés de cette façon par Thompson (1), cinq sont morts dans les trois semaines qui ont suivi l'opération, trois autres quelques mois plus tard ; un malade a dû être opéré deux fois et a guéri ; quatre opérés ont éprouvé une certaine amélioration à la suite d'une ablation partielle ; enfin, chez quatre malades, la guérison s'est maintenue pendant un temps plus ou moins long. Ces faits s'appliquent à des tumeurs très diverses par leur nature et leur degré de développement. Toutefois les résultats qui précèdent ne sont pas très encourageants, surtout quand on songe qu'ils ont

______

(1) THOMPSON. *On tumours of the bladder*, etc. London, 1884.

été obtenus par un chirurgien de l'habileté et de l'expérience de Thompson.

La taille périnéale proprement dite faciliterait évidemment les manœuvres. Mais, sans parler de la gravité plus grande de cette opération, n'expose-t-elle pas à un autre danger encore, celui de sectionner une tumeur vasculaire et de provoquer ainsi une redoutable hémorrhagie? D'ailleurs, les difficultés opératoires, pour être moindres, n'en subsisteraient pas moins.

Au contraire, la cystotomie sus-pubienne, à laquelle Guyon donne la préférence, ouvre un large accès au doigt et aux instruments et permet d'opérer à ciel ouvert. Le chirurgien sait ce qu'il fait et où il va. Ces avantages sont si manifestes que Billroth et Volkmann, qui tous deux avaient pratiqué une boutonnière périnéale exploratrice, n'ont pas hésité à faire néanmoins par la voie hypogastrique l'extraction du néoplasme.

Au point de vue de la gravité de l'opération, la cystotomie sus-pubienne, grâce aux perfectionnements modernes, tend de plus en plus à devenir, tout au moins chez l'adulte, une opération préférable à la taille périnéale. En ce qui concerne les tumeurs vésicales, 7 opérations par la voie hypogastrique ont donné 5 succès et 2 morts.

Ajoutons que la résection d'une portion de la paroi vésicale, si un jour elle était reconnue possible, ne serait praticable que par la voie hypogastrique.

Enfin un dernier avantage de la cystotomie sus-pubienne, avantage sur lequel j'ai insisté déjà, réside dans la possibilité qu'elle donne d'établir, à titre de palliatif, une fistule vésicale permanente, située loin du néoplasme et ne risquant pas d'être envahie et oblitérée par lui.

Toutes ces considérations font de la cystotomie suspubienne l'opération de choix, lorsque l'on se décide à intervenir dans un cas de tumeur vésicale.

III

Du traitement des calouls vésicaux chez la femme.

Diverses méthodes de traitement : dilatation de l'urèthre ; taille uréthrale ; taille vestibulaire ; taille vésico-vaginale ; taille hypogastrique ; lithotritie. — Chez la femme adulte, on pratiquera, suivant les cas, la dilatation, la litho-tritie rapide, la taille hypogastrique. — Chez la petite fille, on aura recours à la lithotritie rapide ou à la taille hypogastrique. — La taille vésico-vagi-nale tend à n'être plus qu'une méthode d'exception.

Le traitement chirurgical des calculs vésicaux, chez l'homme, est aujourd'hui l'objet des discussions jour-nalières des chirurgiens. Les perfectionnements mo-dernes de la lithotritie et de la taille hypogastrique ont porté un coup à la taille périnéale, et celle-ci tend de plus en plus à devenir une méthode d'exception.

Chez la femme, les conditions anatomiques sont autres : la brièveté du canal de l'urèthre et la possibi-lité d'atteindre la vessie par le vagin sont des facteurs importants, qui permettent des procédés inapplicables chez l'homme. La question de la thérapeutique des calculs vésicaux se pose donc d'une façon différente chez la femme, et il y a lieu d'examiner dans quelle mesure cette thérapeutique a été modifiée par les décou-vertes de l'époque contemporaine.

I

En face d'un calcul vésical, chez la femme, quelles sont les opérations qui s'offrent au chirurgien ? Les divers procédés de taille et la lithotritie ne sont pas les seules ressources de la thérapeutique. Une méthode plus simple, la *dilatation de l'urèthre*, est praticable.

Jusqu'à quel degré cette dilatation peut-elle être poussée ? D'après les expériences de Paul Hybord, le col vésical acquiert, par l'action d'un dilatateur, un diamètre de 10 millimètres, sans qu'on y constate la moindre lésion. Mais il est possible d'aller beaucoup plus loin, ainsi que l'ont montré Spiegelberg, Simon (de Heidelberg) et Simonin (de Nancy). Toutefois il semble que la limite extrême, qu'il n'est pas permis de dépasser sans danger d'incontinence incurable, soit de 25 à 30 millimètres de diamètre ou, en d'autres termes, de 75 à 90 millimètres de circonférence.

La dilatation de l'urèthre se fait par deux procédés : la dilatation lente et la dilatation rapide.

On pratique la dilatation lente en maintenant dans le canal de l'urèthre un corps, qui se dilate sous l'influence de l'humidité, par exemple une éponge préparée ou une tige de laminaria. Cette méthode, douloureuse pour la malade, irritante pour l'urèthre et la vessie, gênante dans son application, est généralement abandonnée.

Il n'en est pas de même de la dilatation rapide. Mais celle-ci constitue une vraie opération, et elle nécessite l'anesthésie chloroformique. Ce n'est pas seulement à cause des douleurs qu'elle provoque ; c'est aussi parce que, durant l'anesthésie, les fibres musculaires se laissent distendre sans réagir, pour reprendre ensuite leurs fonctions ; tandis que, sans le sommeil chloroformique, elles se contracteraient énergiquement et subiraient des lésions, susceptibles de leur faire perdre leur contractilité.

Du reste, les procédés de dilatation rapide sont nombreux. Reliquet, après avoir débridé le méat par trois petites incisions, conduit dans la vessie, sur une sonde cannelée, un dilatateur à trois branches ou, de préférence, le dilatateur de Dolbeau. Il retire la sonde cannelée, puis écarte graduellement les branches de l'instrument. Dès qu'il a achevé cette manœuvre et sorti ce dernier, il introduit le doigt dans la vessie et s'en sert pour guider des pinces, qui vont saisir le calcul et l'amener au dehors.

Simon obtient la dilatation de l'urèthre par l'introduction successive d'une série de spéculums en caoutchouc durci. Avec ce procédé, le chirurgien se trouve obligé d'agir graduellement et de ne pas brusquer la dilatation.

A côté de la dilatation de l'urèthre se place la *taille uréthrale par incision*. L'incision comprend toute la longueur du canal et le col de la vessie. L'opération est pratiquée à l'aide d'un lithotome à lame cachée ; on fait glisser ce lithotome sur une sonde cannelée jusque dans la vessie, puis, après avoir enlevé la sonde, on fait saillir la lame coupante et on tire à soi l'instrument.

L'incision a été dirigée dans des sens très différents suivant les chirurgiens : en haut (la malade étant supposée placée dans la position dite de la taille périnéale), en bas, obliquement en bas et en dehors, obliquement en haut et en dehors. Certains opérateurs, au lieu de recourir à une seule incision oblique, c'est-à-dire à ce que l'on nomme l'incision latéralisée, préfèrent l'incision bilatérale, consistant dans une double section oblique, qui se fait à l'aide du lithotome double de Dupuytren.

Holmes, qui est partisan de l'incision uréthrale supérieure chez les enfants, suture la plaie avec des fils d'argent et place dans le canal une sonde à demeure à courbure sigmoïde. D'autres chirurgiens rejettent la suture et la sonde à demeure.

Je ne ferai que citer la *taille vestibulaire*, imaginée par Lisfranc et universellement repoussée. Dans ce procédé, on pénètre dans la vessie par une incision semilunaire à convexité supérieure, embrassant le canal de l'urèthre et longeant les branches du pubis, à deux millimètres en dedans de l'os.

Il me reste à parler de la taille vésico-vaginale et de la taille hypogastrique.

Dans la *taille vésico-vaginale*, selon les préférences du chirurgien, la femme est couchée sur le dos, sur le côté ou sur le ventre, ou encore appuyée sur les coudes et les genoux. Un cathéter cannelé et recourbé est introduit dans la vessie, de manière à faire saillir la cloison vésico-vaginale. Ensuite l'opérateur, après avoir fait écarter les parois du vagin et avoir senti avec le doigt le cathéter, pénètre avec un bistouri dans la cannelure de l'instrument et incise la cloison dans la direction, qu'il a choisie.

Pour la plupart des chirurgiens, cette direction est longitudinale, et alors l'incision, commencée à un centimètre en arrière du col vésical, qu'il importe de ménager, et prolongée jusqu'au voisinage du col de l'utérus, a une étendue qui, d'après Chauvel (1), ne doit pas dépasser 25 à 28 millimètres. Vallet conseille une incision transversale au niveau du bas-fond de la vessie. Bozeman a recours également à une incision transversale ; mais il la pratique immédiatement au-dessus de l'orifice uréthro-vésical.

D'ailleurs, le manuel opératoire a beaucoup varié selon les chirurgiens, l'emploi du bistouri pour l'incision vésico-vaginale offrant des inconvénients et permettant difficilement d'agir avec la précision voulue. Certains opérateurs se contentent de faire une ponction à travers la cloison vésico-vaginale et achèvent la section au moyen d'un lithotome introduit par la boutonnière ainsi pratiquée. Emmet, après avoir saisi la cloison avec un tenaculum, la divise à l'aide des ciseaux, directement sur la pointe de la sonde introduite dans la vessie ; cette ouverture lui sert à pousser une des branches des ciseaux dans la vessie et à compléter la section de la cloison.

Quel que soit le procédé employé, il importe de prendre des précautions, au moment de l'extraction du calcul, pour ne pas déchirer ou contondre les lèvres de la plaie vésico-vaginale. Beaucoup de chirurgiens suturent immédiatement la plaie, en ne faisant porter les sutures que sur la paroi vaginale.

(1) Chauvel (*Dict. encyclop. des sc. médic.*, *Cystotomie*, série 1, t. XXV, p. 221).

J'ai peu de chose à dire de la *taille hypogastrique* chez la femme. Bien que le ballon rectal, si précieux chez l'homme, puisse être remplacé par un ballon vaginal, l'opération ne peut être pratiquée de la même façon dans les deux sexes ; car on n'a pas encore trouvé le moyen de faire garder à la vessie de la femme assez de liquide pour utiliser l'injection vésicale. On en est donc réduit à faire la taille hypogastrique, en s'aidant d'un conducteur introduit dans la vessie et venant faire saillie au-dessus du pubis.

Quant à la *lithotritie*, chez la femme, on lui a objecté que les manœuvres sont rendues plus difficiles par suite de l'absence de prostate, la paroi vésicale se laissant partout déprimer et la recherche des fragments devenant plus pénible. D'autre part, il n'est pas facile de maintenir dans la vessie de la femme une quantité de liquide suffisante. Mais, ainsi que l'a prouvé Thompson, la présence de liquide dans la vessie n'est pas une condition indispensable pour la lithotritie, et l'on peut parfaitement opérer à sec. Il faut ajouter que la brièveté et la dilatabilité du canal de l'urèthre permettent d'extraire par cette voie des fragments d'un certain volume.

II

Comment le chirurgien fera-t-il un choix entre ces diverses méthodes ? Si, pour apprécier la gravité de chacune d'entre elles, nous ne considérons que les chiffres bruts, les résultats sont les suivants :

Etienne (1), qui a réuni 55 cas de dilatation de l'urèthre, 34 cas de taille uréthrale et 29 de taille vésico-vaginale, trouve une mortalité de 4 o/o pour la dilatation, de 24 o/o pour la taille uréthrale et de 17 o/o pour la taille vaginale. Suivant Étienne, la mortalité de la taille hypogastrique, chez la femme, est de 16 o/o.

D'après les documents réunis par Kirmisson (2), la lithotritie, pratiquée chez l'homme suivant les données modernes, c'est-à-dire avec le secours de l'anesthésie chloroformique et de l'aspiration et, autant que possible, en une seule séance, donne une mortalité de 5 o/o et même de 3 o/o seulement entre les mains de chirurgiens expérimentés. Je ne connais pas de statistique relative aux résultats de la lithotritie chez la femme.

Ces chiffres accusent une supériorité marquée de la dilatation et de la lithotritie sur les diverses variétés de taille. Mais ils ne peuvent nous fournir que des indications forcément très incomplètes, et il est nécessaire d'analyser de plus près les avantages et les inconvénients de chaque méthode.

La dilatation rapide de l'urèthre est évidemment la méthode de choix, chaque fois qu'elle peut être mise en usage. Faite suivant les règles, elle permet, chez la femme adulte, l'extraction des calculs ayant moins de 3 centimètres de diamètre, et cela sans danger. Les rares décès, survenus à la suite de cette opération,

---

(1) ETIENNE. *Parallèle des diverses tailles vésicales.* Thèse d'agrégation, 1883.
(2) KIRMISSON. *Des modifications modernes de la lithotritie.* Thèse d'agrégation, 1883.

sont dus à un état pathologique antérieur grave des organes ou à une faute opératoire.

Il est cependant un accident, que la dilatation fait craindre ; c'est l'incontinence d'urine. Il n'est pas rare que l'on observe, après l'opération, une incontinence passagère. Parfois l'incontinence est définitive ; mais alors, en général, le chirurgien a quelque reproche à se faire, soit qu'il ait poussé la dilatation trop loin, soit qu'il ait opéré une personne trop jeune. Chez les jeunes filles de moins de quinze ans, la dilatation est, d'ailleurs, contre-indiquée, non seulement à cause du faible calibre et de la sensibilité de l'urèthre, mais encore parce que le rapprochement des branches ischio-pubiennes ne permet pas le passage d'un corps volumineux. Il est inutile d'ajouter qu'une incontinence d'urine antérieure, indice d'un état morbide du sphincter vésical, est une contre-indication absolue à la dilatation.

La taille uréthrale a l'inconvénient d'être une opération sanglante et de ne pas fournir, tout en faisant courir un danger plus grand à la malade, une voie beaucoup plus large que la dilatation. Si l'incision est dirigée en bas, le vagin peut se trouver lésé. Mais le grand reproche, que l'on a adressé à la méthode, est d'amener l'incontinence d'urine, bien que cet accident soit moins fréquent qu'on ne l'a dit. En somme, la taille uréthrale est incontestablement une moins bonne opération que la dilatation ; ce n'est guère que chez l'enfant, dont le canal est étroit et sensible, qu'il peut y avoir avantage à substituer la taille uréthrale à la dilatation.

Je passerai sous silence la taille vestibulaire, qui est une mauvaise opération. Elle ouvre une voie au calcul à l'endroit où les os du pubis sont le plus resserrés ; elle ne serait donc applicable qu'aux pierres de faible volume, pour lesquelles la dilatation suffit.

La taille vésico-vaginale fournit une ouverture d'environ 3 centimètres de diamètre ; aussi, bien que les bords de l'ouverture se laissent légèrement distendre, cette méthode ne permet pas l'extraction des gros calculs. Si l'on fait l'incision transversale, on s'expose à blesser les uretères. Enfin, quelle que soit la direction de l'incision, la persistance d'une fistule vésico-vaginale est possible, et, d'après Étienne, cet accident s'observe dans la proportion de 17 o/o. Cependant les chirurgiens américains considèrent cette crainte comme fort exagérée ; ils redoutent, au contraire, l'occlusion trop rapide de l'ouverture et regardent sa persistance momentanée comme un moyen, permettant d'améliorer l'état de la muqueuse vésicale altérée par le séjour du calcul.

Chez les vierges, on peut hésiter à faire la taille vésico-vaginale, qui nécessite la section de l'hymen. Chez les petites filles, l'étroitesse du vagin constitue encore un obstacle de plus à l'opération, qui devient impraticable.

La taille hypogastrique est certainement la méthode, qui, chez la femme, fournit la plus large voie. Malheureusement, elle est plus difficile à exécuter que chez l'homme et n'est pas sans danger. Toutefois, d'après les chiffres que j'ai cités, la mortalité, après la taille

hypogastrique, serait moindre qu'après la taille uréthrale et même qu'après la taille vaginale. L'avenir
nous apprendra si ces résultats se confirment.

La lithotritie rapide, telle qu'on la pratique aujour-
d'hui, est applicable à presque tous les calculs et offre
peu de danger. Le volume énorme de la pierre, s'opposant à sa prise, ou sa dureté considérable, qui en empê-
cherait le broiement, constituent presque les seules
contre-indications. Ainsi Guyon, cité par Kirmisson, a
enlevé par la lithotritie, chez une jeune fille, un calcul
assez volumineux pour fournir 62 gr. 50 de fragments
pesés après dessiccation complète. Il a commencé par
fragmenter suffisamment le calcul ; puis il a fait une dilatation moyenne de l'urèthre, permettant l'introduction
de l'index, et a extrait les débris avec des tenettes. Les
suites de l'opération ont été des plus simples.

A l'occasion du procédé employé par Guyon, je
ferai remarquer que parfois la vessie de la femme ne
permet l'introduction que de très petites quantités de
liquide ; ce qui oblige l'opérateur à retirer avec des
instruments la plupart des fragments.

D'ailleurs, plusieurs chirurgiens ont combiné, chez la
femme, la taille et la lithotritie, commençant l'opération par l'ouverture de la voie, qui doit conduire dans
la vessie, et utilisant ensuite cette voie pour introduire
un instrument capable de broyer la pierre.

En résumé, la thérapeutique rationnelle des calculs
me paraît être la suivante :

Chez la femme adulte, les calculs, dont le diamètre

ne dépasse pas 2 1/2 et même 3 centimètres, seront
extraits par la dilatation. Les calculs plus volumineux
seront traités par la lithotritie rapide, à moins que leur
dureté ne s'y oppose ou que leur volume ne soit excessif. Les calculs très volumineux ne peuvent être
extraits que par la taille hypogastrique ; on fera bien de
recourir à la même opération pour les calculs, dont le
broiement est impossible et dont le diamètre dépasse
3 centimètres. Il ne faut pas perdre de vue que, chez la
femme, il n'est pas absolument rare qu'un calcul vésical ait pour noyau un corps étranger, qui a pénétré
par le canal de l'urèthre et qu'il est impossible de
broyer.

Chez la petite fille, la dilatation est à rejeter. La lithotritie rapide et la taille hypogastrique doivent, à mon
avis, se partager presque tous les cas, la taille hypogastrique étant la seule méthode applicable aux gros
calculs. On pourrait songer à la taille uréthrale, si le
calcul n'était pas bien gros et s'il était impossible de le
briser. Mais la taille uréthrale est-elle moins grave que
la taille hypogastrique ? Il est permis d'en douter.

Si l'on accepte ces conclusions, que devient la
taille vésico-vaginale, naguère si employée ? Chez l'enfant, on ne saurait l'utiliser. Chez la femme adulte, elle
ne peut s'adresser aux très grosses pierres, et la plupart des autres calculs sont justiciables de la dilatation
ou de la lithotritie. Elle reste applicable aux calculs
moyens, trop gros pour être extraits par l'urèthre, trop
durs pour être broyés. Toutefois je doute fort que,
dans ces cas, elle mérite d'être préférée à la taille hypo-

gastrique. A mes yeux, la taille vésico-vaginale, chez la femme, est appelée à la même destinée que la taille périnéale chez l'homme; elle finira par n'être plus qu'une méthode d'exception.

IV

Du cathétérisme rétrograde.

Le cathétérisme rétrograde est celui qui se fait d'arrière en avant par le col de la vessie, à la faveur d'une ouverture de la vessie dans la région hypogastrique. — Historique. — Manuel opératoire. — Le cathétérisme rétrograde est indiqué au cours de l'uréthrotomie externe, lorsque le chirurgien ne parvient pas à découvrir le bout postérieur du canal de l'urèthre; à titre exceptionnel, il peut rendre des services dans l'hypertrophie de la prostate.

I

Le cathétérisme rétrograde a pour but de faire passer une sonde dans le canal de l'urèthre, en l'introduisant, non par le bout antérieur du canal, mais par le bout postérieur, en d'autres termes par le col de la vessie. Il est bien évident que le cathétérisme rétrograde n'est possible qu'après ouverture de la vessie à la région hypogastrique.

Cette opération n'est pas nouvelle; car elle a été pratiquée en 1757 par Verguin, chirurgien de l'hôpital de Toulon. Verguin profita d'une ouverture faite à l'hypogastre, pour pénétrer d'arrière en avant dans l'urèthre et frayer ainsi un passage à une sonde, qu'il avait tenté vainement de faire passer du méat dans la vessie.

La même conduite fut suivie par plusieurs autres chirurgiens, qui semblent n'avoir pas connu l'opération de Verguin. Ces opérateurs se bornèrent à se ser-

vir d'une fistule hypogastrique pour pratiquer le cathétérisme rétrograde.

En 1856, Sédillot posa nettement l'indication de la
taille hypogastrique comme opération préliminaire au
cathétérisme rétrograde, dans les cas où une fistule
hypogastrique ne suffisait pas à cette manœuvre, et
même dans les cas où la vessie était absolument intacte.

On comprendra sans peine que les progrès, réalisés
dans le manuel opératoire de la cystotomie sus-pubienne, aient conduit les chirurgiens contemporains à
entreprendre plus volontiers l'opération recommandée
par Sédillot.

Nous trouvons quelques documents sur cette question dans une thèse soutenue devant la Faculté de
médecine de Nancy (1). Voyons comment se pratique
cette opération et quels services elle est susceptible
de rendre.

II

Deux cas peuvent se présenter, suivant qu'il existe
ou non une fistule hypogastrique.

S'il n'existe pas de fistule, c'est la taille sus-pubienne
qu'il faut entreprendre. On met en place le ballon
de Petersen, qui facilite l'opération. Mais on n'a pas
à se préoccuper de remplir la vessie, qui est, en général, distendue par l'urine ; l'intervention chirurgicale,
en effet, a ordinairement pour but de mettre fin à une
rétention d'urine.

(1) BEAUCARD. *Du cathétérisme rétrograde.* Thèse de Nancy, 1895.

9

L'opération se pratique, d'ailleurs, suivant les mêmes
règles que la taille hypogastrique. Mais, comme l'ouverture de la vessie n'est pas destinée à livrer passage
à des calculs, et qu'il suffit qu'elle permette l'introduction du doigt dans la cavité vésicale, l'incision cutanée
sera réduite à une longueur de cinq à six centimètres.

D'autre part, au moment de l'incision de la vessie,
il s'écoule un flot d'urine ; tandis que, dans la taille
hypogastrique proprement dite, la plaie se trouve inondée par le liquide antiseptique préalablement injecté
dans la vessie. Pour éviter l'infiltration de l'urine dans
le tissu cellulaire voisin, on la recueille à l'aide d'é-
ponges. Péan pare à cet accident en aspirant l'urine par
une simple piqûre de la vessie ; il a soin auparavant de
fixer l'organe au moyen de pinces hémostatiques, qui,
en même temps, ont l'avantage d'empêcher l'hémorrhagie par les plexus veineux.

Une fois la vessie ouverte, on introduit par l'ouverture hypogastrique une sonde à grande courbure ou
une sonde en gomme, dont on fait glisser doucement
le bec le long de la symphyse pubienne, en ayant soin
de ne pas dévier de la ligne médiane. Au niveau du tiers
inférieur de la symphyse, le bec de la sonde pénètre
dans le col vésical. Si l'on a employé la sonde à grande courbure, on redresse alors l'instrument, de manière
à le rendre perpendiculaire à l'axe du corps, et on le
sent s'introduire dans le canal de l'urèthre.

En cas de difficulté dans ce temps de l'opération, on
peut s'aider en soulevant le bas-fond de la vessie à
l'aide d'un doigt introduit dans le rectum, après avoir

enlevé, bien entendu, le ballon de Petersen. Il sera plus sûr encore d'introduire l'index de la main gauche dans la vessie par la plaie hypogastrique et de rechercher ainsi le col vésical ; le doigt servira de conducteur à la sonde.

Ainsi que nous allons le voir, dans les cas où l'on pratique le cathétérisme rétrograde, il existe généralement, à la région périnéale, une plaie chirurgicale, qui a divisé l'urèthre. Il n'est donc pas nécessaire que la sonde, introduite par la vessie, traverse toute la longueur du canal jusqu'au méat. Il suffit qu'elle arrive jusqu'à la plaie périnéale, et si, en ce point, l'urèthre rétréci s'oppose à son passage, un débridement, fait au bistouri, permettra à l'instrument d'apparaître dans la plaie.

A ce moment, le bout postérieur de l'urèthre est occupé par une sonde allant de la vessie à la plaie périnéale. Le but à atteindre est de fixer à demeure une sonde, qui traverse tout le canal depuis le méat jusqu'à la vessie.

Divers procédés ont été imaginés pour arriver à ce résultat. Je me contenterai d'indiquer celui qu'a employé Duplay et qui est des plus simples. On introduit une sonde par le méat et on la pousse jusqu'à la plaie périnéale. On attache alors un fil, d'une part à l'extrémité de cette sonde, d'autre part à l'extrémité de celle qui passe par la vessie. Enfin on retire cette dernière sonde et on entraîne ainsi l'autre jusque dans la vessie. On a soin de laisser le fil fixé à l'instrument qui est maintenu dans l'urèthre, et on fait passer

ce fil par la fistule hypogastrique. Grâce à cette précaution, le renouvellement de la sonde est facile.

Lorsque l'on pratique le cathétérisme rétrograde en
l'absence de toute solution de continuité du canal de
l'urèthre, on introduit une sonde en gomme par le col
vésical et on la fait ressortir par le méat. A son extrémité, qui dépasse le méat, on attache un fil, que l'on
fixe, d'autre part, à l'extrémité d'une deuxième sonde.
Il ne reste plus qu'à retirer la première sonde pour
entraîner la seconde et l'amener dans la vessie.

J'ai supposé jusqu'ici qu'il n'existait pas de fistule
hypogastrique de la vessie au moment de l'intervention chirurgicale. Si l'on se trouve en présence d'une
fistule de ce genre, donnant passage à une canule ou à
une sonde à demeure, on peut, en utilisant la fistule, se
dispenser de recourir à la taille sus-pubienne.

A cet effet, on retire l'instrument laissé à demeure,
et on le remplace par une sonde à grande courbure, à
laquelle on fait décrire le trajet précédemment indiqué.
Au besoin, on s'aide en introduisant un doigt dans le
rectum et en soulevant le bas-fond de la vessie.

Au cas où l'on échouerait dans cette manœuvre, on
agrandirait la fistule hypogastrique, et l'on introduirait
le doigt dans la vessie pour servir de conducteur à la
sonde.

III

Le cathétérisme rétrograde présente-t-il des dangers? Il est évident qu'une opération, dont le premier

temps consiste dans la cystotomie sus-pubienne, ne saurait être considérée comme absolument inoffensive. Cependant les progrès, réalisés récemment par la chirurgie dans la pratique de cette cystotomie, ont singulièrement atténué les dangers de l'opération. D'autre part, les faits connus jusqu'à ce jour ne signalent aucun cas de mort à la suite du cathétérisme rétrograde.

Il est important d'établir ces notions avant d'examiner les indications de ce cathétérisme. J'en tirerai immédiatement la conclusion que l'opération, en raison de ses dangers possibles, ne doit pas être entreprise à la légère. Par contre, lorsqu'elle semble seule capable de mettre fin à des accidents sérieux, il ne faut pas hésiter à y recourir.

Le plus souvent, c'est au cours d'une uréthrotomie externe que l'on a pratiqué le cathétérisme rétrograde. Que l'uréthrotomie soit faite dans un cas de rétrécissement infranchissable de l'urèthre ou à la suite d'une rupture traumatique récente du canal, il peut arriver que le chirurgien ne parvienne pas à découvrir le bout postérieur de l'urèthre. Faut-il alors, après des recherches réitérées, renoncer à terminer l'opération ? N'est-il pas préférable de la mener à bonne fin grâce au cathétérisme rétrograde ?

Cette dernière proposition me paraît inattaquable, mais à la condition expresse que l'on ne se hâte pas trop de proclamer l'impossibilité de terminer l'uréthrotomie sans recourir à cette opération nouvelle.

Les rétrécissements infranchissables sont presque toujours consécutifs à des ruptures de l'urèthre. Or, ces ruptures sont souvent incomplètes ; elles n'intéressent pas alors toute la circonférence du canal, épargnant d'ordinaire une portion de sa paroi supérieure. Qu'il s'agisse donc d'une rupture récente de l'urèthre ou d'un rétrécissement consécutif à une rupture plus ou moins ancienne, le chirurgien, en opérant avec méthode, pourra, si la rupture a été incomplète, découvrir cette languette, qui relie les deux bouts du canal rompu.

On est en droit de se demander si, en cas d'échec, il ne serait pas indiqué d'essayer une autre manœuvre. Le plus souvent la miction, chez le sujet que l'on opère, est encore possible, soit par les voies naturelles, soit par des fistules périnéales. Si l'on ne trouve pas le bout postérieur du canal, pourquoi ne réveillerait-on pas le malade de son sommeil chloroformique, et ne l'engagerait-on pas à uriner ? On aurait ainsi une indication précieuse sur la position occupée par le bout postérieur de l'urèthre.

Quoi qu'il en soit, il est des circonstances où toutes les tentatives restent vaines. C'est alors que le cathétérisme rétrograde rend de précieux services.

Y a-t-il lieu de pratiquer cette opération dans d'autres cas encore ? Rohmer (1) y a eu recours chez un homme atteint d'hypertrophie de la prostate. Voici en deux mots l'histoire de ce malade.

Un homme de soixante-huit ans présentait depuis de longues années des difficultés dans la miction. Subitement la rétention d'urine devint absolue, et le malade

____

(1) ROHMER (*Revue médicale de l'Est*, 1er décembre 1884, p. 722).

se présenta à l'hôpital. Le cathétérisme fut fait sans grande difficulté, et l'on constata que la cause des accidents était une hypertrophie de la prostate. Le cathétérisme était pratiqué régulièrement quatre fois par jour, lorsque tout d'un coup le passage de la sonde devint impossible. Des tentatives réitérées de cathétérisme n'aboutirent qu'à faire saigner abondamment le malade, et l'on dut faire une série de ponctions hypogastriques pour vider la vessie. Cette situation ne pouvant durer et l'état général du malade s'aggravant, Rohmer se décida à faire la cystotomie sus-pubienne, suivie du cathétérisme rétrograde ; une sonde molle fut ainsi fixée à demeure dans le canal de l'urèthre, tandis que deux autres sondes étaient maintenues dans la plaie vésicale. La sonde uréthrale dut être retirée dès le lendemain, parce que le malade ne la supportait pas. La guérison n'en suivit pas moins son cours ; une canule hypogastrique, qu'on avait essayé de laisser à demeure, dut finalement être enlevée ; mais le cathétérisme par les voies naturelles resta facile.

En somme, dans le cas qui précède, l'influence favorable de la cystotomie sus-pubienne n'est pas douteuse. Mais le cathétérisme rétrograde, qui l'a suivie, n'a pas eu de résultat utile, la sonde à demeure n'ayant pu être tolérée par le malade. On comprend cependant que, dans le cas où l'on s'est décidé à faire la cystotomie sus-pubienne au cours d'une hypertrophie de la prostate, on soit tenté de la faire suivre, soit immédiatement, soit un peu plus tard, par le cathétérisme rétrograde, qui n'ajoute rien à la gravité de l'opération.

On évite ainsi les fausses routes, dans lesquelles on risque de s'engager en employant le cathétérisme direct, et, si la sonde à demeure est tolérée, on permet à ces fausses routes de se cicatriser sans diminution du calibre du canal.

Je conclurai donc que le cathétérisme rétrograde peut rendre des services, mais à titre tout à fait exceptionnel, dans l'hypertrophie de la prostate. Sa véritable indication s'applique aux cas d'uréthrotomie externe, dans lesquels le chirurgien ne parvient pas à découvrir le bout postérieur du canal de l'urèthre.

V

L'incision antiseptique de l'hydrocèle.

Manuel opératoire: procédés de Volkmann, de Julliard, de Bergmann. — La récidive de l'hydrocèle est plus fréquente après l'injection iodée qu'après l'incision antiseptique; mais cette dernière expose davantage à des accidents graves et peut-être à la perte des fonctions du testicule. — L'incision antiseptique ne doit donc être qu'une méthode d'exception.

Les bienfaits de la méthode antiseptique ne sont plus contestés par personne. Grâce à la sécurité qu'elle donne, l'audace des chirurgiens a grandi. Des opérations nouvelles ont été inaugurées, et en même temps des procédés opératoires, considérés jadis comme téméraires, ont été repris et sont venus détrôner les procédés anciens.

Nous assistons aujourd'hui à ce mouvement, qui a renouvelé la chirurgie. Sans en méconnaître l'importance, nous pouvons nous demander si, sur certains points, la réforme n'a pas été trop radicale, si l'on ne s'est pas trop pressé quelquefois de bannir des méthodes, qui avaient fait leurs preuves.

Dans le traitement de l'hydrocèle, un certain nombre de chirurgiens ont remplacé la classique injection de teinture d'iode par l'incision antiseptique. Je me propose d'étudier la valeur de cette innovation.

I

C'est Volkmann (1) qui, le premier, a érigé l'incision
antiseptique de l'hydrocèle en méthode générale de
traitement. Son exemple a été suivi, surtout en Allemagne, par de nombreux chirurgiens. Julliard (2) (de
Genève) a adopté la méthode de Volkmann, mais en
modifiant son procédé. Enfin, plus récemment, Bergmann a apporté à cette méthode un nouveau changement, que nous trouvons relaté par Bramann (3).

Voyons, en quelques mots, les procédés employés
par ces divers chirurgiens.

Le malade est ordinairement soumis à l'anesthésie
chloroformique. Cependant Julliard, qui redoute les
accidents du chloroforme, s'abstient de toute anesthésie,
générale ou locale. L'opération, dit-il, n'est pas longue ;
l'incision de la peau est seule douloureuse, mais elle
ne dure que quelques secondes ; le reste n'est pas plus
pénible qu'une injection iodée.

Avant de faire l'incision, Volkmann lave toute la
région avec la solution phéniquée à 3 o/o, en la fric-
tionnant énergiquement à l'aide d'une brosse à ongles.
Julliard ayant observé, à la suite de cette manœuvre,
une irritation violente de la peau du scrotum et du
pénis, qui se mit à suppurer et se détacha par lambeaux, se contente d'un simple lavage de la région

(1) VOLKMANN (*Berlin. klin. Wochenschrift*, 1876 no 3).
(2) JULLIARD (*Revue de chirurgie*, 1884, p. 81).
(3) BRAMANN (*Berlin. klin. Wochenschrift*, 1885, n° 14).

avec une solution phéniquée à 1,25 o/o. Cette solution est employée chaude, pour que le scrotum ne se contracte pas.

L'incision de la peau est faite largement de haut en bas. On dissèque alors couche par couche, et, après avoir assuré l'hémostase, on incise la tunique vaginale sur une longueur égale à celle de l'incision cutanée.

A ce moment, on inspecte minutieusement le testicule et la surface interne de la vaginale. Très souvent, en effet, on trouve de petits kystes implantés sur le testicule, sur l'épididyme ou sur la vaginale. Ailleurs on rencontre des corps étrangers libres ou adhérents, ou encore des fausses membranes qui tapissent la vaginale. Dans ces différents cas, on débarrasse la cavité des productions anormales qu'elle peut contenir, puis on assure soigneusement l'hémostase.

Volkmann termine l'opération en lavant la cavité vaginale avec la solution phéniquée à 3 o/o, et en suturant exactement, à l'aide de soie très fine, du même coup, les lèvres de la tunique vaginale et celles de l'incision cutanée ; 15 ou 20 points de suture au moins sont nécessaires. Volkmann ne pratique l'excision d'une portion de la tunique vaginale que si le sac est très vaste, ou si ses parois présentent une induration fibreuse. D'habitude il place un tube à drainage dans la cavité vaginale. Enfin il applique un pansement antiseptique compressif, destiné à accoler le feuillet pariétal de la séreuse contre le testicule. La guérison résulte des adhérences, que contractent entre eux les deux feuillets de la vaginale.

Julliard procède d'une façon différente. Il résèque
toujours une portion de la tunique vaginale, ne laissant en place que ce qui est nécessaire pour recouvrir
le testicule et le cordon. Puis, avec des catguts très
fins, il suture la vaginale en l'ajustant sur le testicule
et le cordon, prenant bien garde de ne pas fermer la
séreuse avant que l'hémostase y soit complète. Enfin il
suture le scrotum et place un drain à la partie déclive de
l'incision; mais ce drain ne franchit pas les couches
superficielles; il n'est introduit dans la cavité vaginale
que si celle-ci est profondément altérée. Le pansement
doit être antiseptique et compressif et ne pas irri-
ter le scrotum.

Julliard reproche au procédé de Volkmann de ne
pas assurer suffisamment l'adossement du feuillet pariétal avec le feuillet viscéral. D'autre part, l'interposi-
tion d'un drain entre les surfaces de la vaginale suffit,
d'après Julliard, pour les empêcher d'adhérer et pour
amener dans le point correspondant la persistance de
la cavité; d'où tendance à la récidive. Julliard espère,
par son procédé, obtenir, sur toute la circonférence du
testicule, l'adhérence complète des deux feuillets de la
séreuse.

Bergmann essaie de parer aux inconvénients du procédé de Volkmann en pratiquant l'extirpation complète
du feuillet pariétal de la vaginale. L'isolement de ce
feuillet est facile, selon lui. L'opération est terminée
par la suture de la peau, avec drainage.

II

Pour apprécier la valeur de l'incision antiseptique dans l'hydrocèle, il est bon d'établir une comparaison avec les résultats fournis par le traitement le plus généralement employé jusqu'à ce jour dans cette affection, je veux parler de la ponction suivie d'une injection de teinture d'iode.

Pour la simplicité et la facilité de l'opération, l'injection iodée a une supériorité incontestée, et cette supériorité est d'autant plus marquée que l'incision antiseptique exige des pansements délicats et un ensemble de précautions, sans lesquelles elle perd son innocuité. Aussi l'injection iodée est-elle à la portée de tous les praticiens, tandis que l'incision ne doit être entreprise que par des chirurgiens experts dans le maniement de la méthode antiseptique.

Le temps nécessaire pour la guérison est à peu près le même dans les deux méthodes de traitement. Après l'injection iodée, il se forme dans la cavité vaginale un épanchement, qui ensuite est résorbé ; ce travail demande une durée totale d'environ trois semaines. Après l'incision, la guérison est obtenue, sauf accident, au bout d'une dizaine de jours ; mais, à ce moment, les malades ont encore du gonflement et de la sensibilité, phénomènes qui ne disparaissent guère que trois semaines après l'opération. A ce point de vue, les deux méthodes sont égales.

La guérison de l'hydrocèle s'obtient-elle aussi sûremènt par les deux modes de traitement? Ou bien la récidive est-elle plus fréquente après l'injection iodée?

Les partisans de l'incision ont affirmé qu'avec leur méthode l'hydrocèle ne récidivait jamais ; ils ont fait remarquer que la guérison radicale avait d'autant plus de chances d'être obtenue que souvent l'opération permettait de faire l'ablation de kystes, de corps étrangers, etc., qui pouvaient être considérés avec vraisemblance comme les causes premières de la maladie. D'autre part, les chiffres, qu'ils ont primitivement indiqués, dénotaient l'absence de récidive.

Mais, depuis que l'incision antiseptique de l'hydrocèle est entrée plus avant dans la pratique des chirurgiens, l'expérience est venue démontrer que les espérances, conçues au début, étaient excessives, du moins en ce qui concerne le procédé de Volkmann. Des récidives ont été observées après l'emploi de ce procédé. Nous avons vu comment l'on expliquait ces récidives, et comment Julliard et Bergmann avaient cherché à les éviter, chacun par un procédé différent. Ces procédés sont encore de trop fraîche date pour que l'on puisse être fixé sur leurs suites éloignées.

L'injection iodée a été accusée de tout temps de ne pas mettre à l'abri de la récidive de l'hydrocèle. Malheureusement les assertions à ce sujet manquent de précision, et il serait important de savoir exactement comment ont procédé les chirurgiens, qui ont observé des récidives. Certains chirurgiens, en effet, emploient la teinture d'iode pure ; d'autres l'étendent d'une plus ou moins grande quantité d'eau. Or, s'il est certain que l'injection d'une solution de ce genre est suivie assez souvent de la récidive de l'hydrocèle, ce résultat est infiniment plus rare à la suite d'une injection de teinture d'iode pure. Simon Duplay (1), qui emploie la teinture d'iode pure, dit n'avoir jamais vu de récidive après son emploi. Je n'en ai pas observé non plus.

On ne saurait donc admettre *a priori* la distinction si tranchée, que l'on a voulu établir, relativement à la possibilité de la récidive, entre l'incision antiseptique et l'injection iodée. Cependant je suis disposé à croire que la récidive est moins rare après l'injection de teinture d'iode, même pure, qu'après l'incision. L'avantage, à ce point de vue, semble appartenir à cette dernière.

Si l'on fait abstraction de la récidive possible, quelles sont les suites éloignées que donnent les deux modes de traitement ?

De l'aveu de Julliard, l'un des partisans les plus décidés de l'incision antiseptique, « rien n'est préférable à une hydrocèle bien guérie par l'injection iodée. Le scrotum est souple ; il conserve ses caractères normaux ; rien n'est changé dans l'état naturel des parties, et il ne reste même pas la marque de l'opération qui a été faite. »

Après l'incision, à part l'existence d'une cicatrice linéaire, les parties présentent également leur apparence normale. Mais il y a un point à élucider. L'injection iodée n'amène pas l'oblitération de la cavité vaginale, tandis qu'après l'incision cette oblitération

(1) FOLLIN ET DUPLAY. *Traité élémentaire de pathologie externe*, t. VII, p. 258.

est une des principales conditions de succès. Il est permis de se demander si ce n'est pas là une circonstance fâcheuse. Gosselin, en effet, a pu constater anatomiquement que l'oblitération de la cavité vaginale est souvent accompagnée d'anémie testiculaire, avec absence de spermatozoïdes dans les canaux excréteurs. Il est vrai que ces constatations anatomiques, dépourvues de tout renseignement sur les antécédents des sujets et sur les causes ayant pu amener l'oblitération, ne sont pas absolument concluantes. Il n'en subsiste pas moins un doute sérieux sur l'état ultérieur du testicule après l'incision de l'hydrocèle.

Une dernière question reste à résoudre. Quels sont les accidents, auxquels exposent les deux méthodes ?

Lorsqu'il s'agit d'une hydrocèle *simple*, l'injection iodée, pratiquée suivant les règles, semble exempte de tout danger. La piqûre du testicule, l'injection de la teinture d'iode dans le tissu cellulaire du scrotum sont des accidents faciles à éviter. Quant à la suppuration de la cavité vaginale, que l'on trouve signalée par les auteurs, elle est imputable très probablement à une faute commise par le chirurgien, telle que l'emploi d'un instrument malpropre ou d'un liquide altéré. En somme, les accidents possibles tiennent, non pas à l'opération elle-même, mais à la manière défectueuse dont elle est pratiquée.

Dans le manuel de l'incision antiseptique, une faute est certainement bien plus facile à commettre, soit au cours de l'opération, soit dans le pansement. De là des accidents divers, les uns bénins, tels que récidive de l'hydrocèle, abcès dans la cavité vaginale ou dans les parties ambiantes, etc., les autres graves. Or, dans certains cas heureusement exceptionnels, ces accidents sont indépendants du chirurgien.

J'ai connaissance d'un fait de ce genre, relatif à la pratique d'un chirurgien habitué à manier avec succès la méthode antiseptique. A la suite de l'incision d'une hydrocèle, un érysipèle gangréneux se développa sur le scrotum ; les jours du malade furent gravement en danger, et la guérison ne se fit qu'au prix d'une perte de substance notable de la peau des bourses.

Il n'est que trop facile de donner l'explication de ces accidents. Dans la région dont il s'agit, un pansement, même très bien fait, se dérange facilement et cesse alors de constituer une barrière protectrice. D'autre part, on rencontre des malades, particulièrement apathiques et négligents, qui inondent continuellement d'urine leur pansement et rendent ainsi illusoires toutes les précautions antiseptiques.

Il résulte de là que la méthode de l'incision, même entre les mains du chirurgien le plus expert, peut, à l'occasion, être le point de départ des accidents les plus sérieux.

III

En résumé, l'incision a sur l'injection iodée l'avantage d'assurer mieux la guérison de l'hydrocèle. Par contre, il n'est pas prouvé qu'après l'incision le testicule ne perde pas quelquefois ses fonctions, et il est certain que cette méthode expose, plus que l'injection iodée, à des accidents graves.

Parmi ces accidents, les uns résultent d'une faute commise par le chirurgien. Ils peuvent donc être évités. Il n'en est pas moins vrai que l'incision de l'hydrocèle ne devra être entreprise que par un chirurgien sûr de lui-même, sachant parfaitement manier la méthode antiseptique. Il serait éminemment dangereux de recommander l'incision comme méthode générale de traitement de l'hydrocèle. Du jour où cette opération entrerait dans la pratique courante, elle ne manquerait pas de perdre son innocuité relative et de faire des victimes. Avec l'injection iodée un danger de ce genre est peu à craindre.

.. J'ai fait remarquer précédemment que certains accidents, consécutifs à l'incision, sont indépendants du chirurgien et tiennent à l'indocilité du malade, indocilité qu'il est impossible de prévoir. Ces faits sont heureusement rares. Mais ne dût-on perdre qu'un malade sur quelques centaines d'opérés, cette proportion n'est-elle pas encore trop forte lorsqu'il s'agit d'une affection aussi bénigne que l'hydrocèle, et lorsque nous avons à notre disposition un moyen de traitement aussi inoffensif que l'injection iodée ? Certes, le danger couru par le malade, quelque minime qu'on suppose ce danger, n'est pas compensé par les garanties plus grandes de ce procédé au point de vue de la récidive.

En dépit de l'engouement qui a accueilli l'incision antiseptique, j'estime donc que l'injection iodée reste aujourd'hui encore la méthode de choix pour le traitement de l'hydrocèle. Est-ce à dire que je rejette absolument l'incision antiseptique ? Evidemment non ; mais je la considère comme une méthode d'exception.

Je la crois indiquée dans l'hydrocèle congénitale, parce que, dans cette variété caractérisée par la communication de la cavité vaginale avec la cavité péritonéale, l'incision me paraît moins dangereuse que l'injection iodée. Il en est de même dans les cas où l'hydrocèle a une paroi épaisse et se rapproche ainsi, par sa constitution, de l'hématocèle. Enfin l'incision est indiquée lorsque l'hydrocèle a récidivé après une injection iodée.

VI

Du traitement du pédicule dans l'hystérectomie par voie abdominale.

Le résultat définitif de l'hystérectomie, en cas de guérison, est meilleur avec le traitement intra-péritonéal du pédicule qu'avec le traitement extra-péritonéal ; mais ce dernier donne une mortalité moindre. — Les progrès de la chirurgie doivent tendre à supprimer les dangers attachés aujourd'hui à la méthode intra-péritonéale ; la méthode mixte est un pas dans cette voie.

Les chirurgiens sont assez généralement d'accord, aujourd'hui, sur le traitement du pédicule dans l'ovariotomie : sauf indication spéciale, ils le réduisent dans la cavité abdominale.

La conduïte à tenir, au sujet du pédicule, dans l'hystérectomie par voie abdominale, est loin d'être aussi nettement établie, et il est intéressant de rechercher les documents susceptibles d'éclairer la question. Wilfrid Amiot (1) a consacré à ce sujet sa thèse inaugurale. Ce travail contient des documents statistiques, auxquels je ferai quelques emprunts.

I

Dans l'étude qui va suivre, il ne saurait être question ni de l'hystérectomie par voie vaginale, ni même de

_____

(1) WILFRID AMIOT. *Du traitement du pédicule après l'hystérectomie par la voie abdominale.* Thèse de Paris, 1884.

l'hystérectomie par voie abdominale suivant la méthode de Freund. Dans ce cas, en effet, on enlève la totalité de l'utérus et il ne reste pas de pédicule utérin.

Lorsqu'il s'agit d'enlever une tumeur utérine intra-pariétale, il arrive parfois que l'on puisse énucléer le néoplasme par une simple incision du tissu utérin. L'opération est alors une *hystérotomie* et non pas une *hystérectomie* ; ici encore, il n'y a pas de pédicule.

Enfin j'éliminerai de mon sujet l'hystérectomie par voie abdominale, complémentaire de l'opération césarienne, c'est-à-dire l'opération de Porro.

Dans certains cas, la tumeur, dont on se propose l'ablation, est sous-péritonéale et pédiculée ; elle peut être extirpée par la section du pédicule, sans que l'utérus lui-même se trouve entamé. L'opération est une *myomectomie*, suivant la dénomination proposée par Schwartz (1).

La myomectomie est une opération beaucoup plus simple et bien moins dangereuse que l'hystérectomie proprement dite. Les diverses méthodes de traitement du pédicule, méthodes que je vais exposer plus loin, lui ont été appliquées avec un égal succès. Cette considération est de nature à faire préférer celle des méthodes qui donne la guérison la plus rapide et les résultats éloignés les plus satisfaisants, à savoir la réduction du pédicule. La règle est donc la même pour la myomectomie que pour l'ovariotomie.

---

(1) Schwartz. *De l'hystérectomie appliquée aux tumeurs fibreuses et fibro-kystiques de l'utérus* (*Revue de chirurgie*, 1883, p. 125).

II

J'arrive à l'hystérectomie proprement dite. Ici, c'est bien une portion plus ou moins considérable de l'utérus qui est enlevée. Si la section porte sur le corps de l'organe, on se trouve en présence d'une *hystérectomie partielle*, et le pédicule est formé par une partie du corps de l'utérus. Si la section porte sur le col, l'opération est une *hystérectomie supra-vaginale*, et le pédicule est formé par la portion supra-vaginale du col.

Au lieu de rencontrer, comme dans l'ovariotomie ou dans la myomectomie, un pédicule relativement peu épais, on est aux prises, dans ces deux variétés d'hystérectomie, avec un pédicule volumineux, composé d'éléments friables et percé à son centre d'un canal, qui va s'ouvrir dans un milieu septique, le vagin.

Trois méthodes ont été appliquées au traitement du pédicule : la *méthode extra-péritonéale* ou *méthode du pédicule exposé ;* la *méthode intra-péritonéale* ou *méthode du pédicule perdu* ; enfin la *méthode mixte,* dans laquelle on réduit le pédicule, mais en établissant un drainage.

La *méthode extra-péritonéale* est la plus ancienne en date. Dans cette méthode, on attire le pédicule à l'extérieur et on le fixe entre les lèvres de la plaie abdominale.

Cette manière de procéder a le double avantage de mettre à l'abri des hémorrhagies dans la cavité péritonéale et d'éviter la suppuration ou la gangrène du moignon dans cette même cavité. Si une hémorrhagie survient, il est facile d'y porter remède immédiatement ; or, d'après les chiffres d'Amiot, cet accident, à la suite de l'hystérectomie, se produit dans la proportion de près de 9 o/o. Quant à la suppuration ou à la gangrène du moignon, on sait que cette complication, survenant dans la cavité péritonéale, expose gravement la malade à la septicémie.

A côté de ces avantages, la méthode extra-péritonéale offre de nombreux inconvénients. Pour amener le pédicule entre les lèvres de la plaie abdominale, il est nécessaire d'exercer sur lui des tractions souvent violentes, surtout si le néoplasme s'est développé au-dessous du détroit supérieur du bassin ; or ces tractions ont parfois déterminé des accidents mortels. D'autre part, pour fixer le pédicule dans sa situation nouvelle, les difficultés sont grandes.

Enfin le pédicule, même fixé, reste toujours en état de tension exagérée. De là, rupture possible de vaisseaux profonds ; ou encore formation d'une dépression des parois abdominales, dépression où s'accumulent le pus et les liquides putrides et d'où ils filtrent quelquefois entre les parois abdominales et le pédicule ; ou même rentrée brusque du pédicule en pleine suppuration dans la cavité péritonéale.

Ce n'est pas tout. Le sphacèle nécessaire de l'extrémité du moignon retarde de plusieurs semaines la guérison, et, quand celle-ci est complète, les malades ne sont pas toujours débarrassées de tout inconvénient. Certaines d'entre elles sont obligées de marcher courbées, par suite de la traction exercée par le pédicule sur les parois de l'abdomen. Enfin on a observé quelques accidents consécutifs : un étranglement interne par le pédicule jouant le rôle de bride ; une fistule ventrale aboutissant au moignon rétracté ; une hernie ventrale.

Dans la *méthode intra-péritonéale*, on laisse le pédicule dans l'abdomen, après avoir fait les ligatures nécessaires, et l'on ferme la plaie abdominale.

Avec cette méthode disparaissent presque tous les inconvénients de la méthode précédente ; la plaie se réunit par première intention, et la guérison est complète en huit à dix jours. Malheureusement d'autres dangers surgissent.

Si une hémorrhagie survient, elle se fait dans la cavité péritonéale, et le chirurgien reste désarmé en face d'elle. Aussi n'est-il pas étonnant que le quart des morts, consécutives à l'hystérectomie avec traitement du pédicule par la méthode intra-péritonéale, soit dû à cette complication.

L'infection septique (péritonite septique et septicémie) est un autre danger, auquel expose la méthode du pédicule perdu. Malgré les progrès réalisés par le traitement antiseptique, la septicémie, d'après les chiffres d'Amiot, a occasionné 3 fois la mort sur 42 cas traités par la réduction du pédicule, soit une mortalité de 7 o/o.

Enfin il peut arriver que tardivement la ligature abandonnée joue le rôle de corps étranger et détermine la formation d'un abcès dans le petit bassin, abcès qui, d'ailleurs, ne présente pas une bien grande gravité.

La *méthode mixte* ne diffère de la méthode intra-péritonéale que par l'établissement d'un drainage. On draine, soit en maintenant à l'extérieur, dans l'angle inférieur de la plaie, les extrémités des fils à ligature, soit en plaçant entre les lèvres de la plaie un drain, dont l'extrémité est appliquée sur le moignon, soit encore en faisant passer le drain par le vagin.

Cette méthode offre la plupart des avantages inhérents à la méthode intra-péritonéale, et elle a pour objectif d'éviter la septicémie et les abcès consécutifs, tout en permettant la surveillance du pédicule en cas d'hémorrhagie. Ces conditions se trouvent-elles réalisées? Pour la dernière, tout au moins, il est permis d'élever des doutes.

III

Avant de rechercher quelle est celle de ces méthodes qui, au point de vue de la mortalité, fournit les résultats les plus favorables, nous avons à nous poser une question préliminaire.

D'après Péan, lorsque le chirurgien rencontre une tumeur, dont l'extraction entraîne forcément la perte d'une portion notable du corps de l'utérus, il doit, sans hésiter, recourir à l'amputation supra-vaginale. Les chiffres d'Amiot semblent confirmer ce précepte. En effet, 33 hystérectomies partielles ont donné 11 morts, soit une mortalité de 33,33 pour 100; tandis que 95 hystérectomies supra-vaginales n'ont occasionné que 22 morts, soit une mortalité de 23,16 pour 100. On ne saurait cependant accepter sans réserve cette conclusion contredite par d'autres statistiques.

Relativement au choix de la méthode pour le traitement du pédicule, Schwartz (1), en 1883, attribuait au traitement extra-péritonéal une mortalité de 38 pour 100 et au traitement intra-péritonéal une mortalité de 37 pour 100, soit un léger avantage en faveur de ce dernier. Toutefois, en faisant abstraction des myomectomies, il arrivait à des chiffres différents. Ainsi les amputations supra-vaginales donnaient une mortalité de 43,40 pour 100 par la méthode extra-péritonéale et de 45,83 pour 100 par la méthode intra-péritonéale ; tandis que, dans les amputations partielles, la mortalité était de 36,37 pour 100, quelle que fût la méthode employée.

Amiot, dans sa statistique, n'a fait entrer en ligne de compte que des observations récentes, par conséquent des cas auxquels on a pu appliquer les perfectionnements réalisés dans ce genre d'opération. Or voici les résultats qu'il a notés.

Sur un total de 87 hystérectomies, dans lesquelles le pédicule a été traité par la méthode extra-péritonéale, la mortalité n'a été que de 17,25 pour 100 ; tandis que 42 hystérectomies par la méthode intra-péritonéale ont donné une mortalité de 40,47 pour 100, et 12 opérations par la méthode mixte une mortalité de 25 pour 100.

(1) Schwartz (*loc. cit.*).

Dans ces chiffres sont comprises 2 hystérotomies et 10 myomectomies. Les unes et les autres n'ont fourni que des guérisons, quelle que fût la méthode employée. Les hystérectomies proprement dites ont donné les résultats suivants :

Dans les hystérectomies supra-vaginales, la mortalité a été de 16,6 o/o pour la méthode extra-péritonéale, de 33,3 o/o pour la méthode intra-péritonéale, et de 20 o/o pour la méthode mixte.

Les hystérectomies partielles ont fourni par la méthode extra-péritonéale une mortalité de 19,05 o/o, tandis que la mortalité s'élève à 62,5 o/o pour la méthode intra-péritonéale et à 66,6 o/o pour la méthode mixte.

Ainsi, dans les hystérectomies supra-vaginales, la méthode intra-péritonéale donne une mortalité double de celle que fournit la méthode extra-péritonéale. Dans les hystérectomies partielles, la mortalité par la méthode intra-péritonéale est plus que triple, lorsqu'on la compare à la mortalité que donne la méthode extra-péritonéale.

Quant à la méthode mixte, elle se place entre les deux autres dans l'hystérectomie supra-vaginale ; ses résultats se rapprochent même davantage de ceux que fournit la méthode extra-péritonéale. Dans l'hystérectomie partielle, les résultats de la méthode mixte semblent un peu plus mauvais encore que ceux de la méthode intra-péritonéale ; mais les chiffres précédents, ne comprenant que 3 hystérectomies partielles pratiquées par la méthode mixte, ne sauraient être considérés comme suffisants.

En somme, dans l'état actuel de la science, la méthode extra-péritonéale a une incontestable supériorité, et cette supériorité est encore plus marquée lorsqu'il s'agit d'une hystérectomie partielle.

J'ai fait remarquer précédemment qu'à l'hystérectomie partielle certains chirurgiens préfèrent, d'une manière absolue, l'hystérectomie supra-vaginale. Or, dans cette dernière opération surtout, il peut arriver que l'on éprouve des difficultés extrêmes à attirer le pédicule à l'extérieur et à le fixer entre les lèvres de la plaie abdominale. Si les manœuvres nécessitées par ce temps de l'opération paraissent dangereuses, il sera plus sage d'y renoncer et de rejeter le pédicule dans la cavité péritonéale ; mais alors il sera indiqué de recourir à la méthode mixte, c'est-à-dire d'établir un drainage.

Les conclusions qui précèdent nous montrent que la méthode de choix pour le traitement du pédicule, dans l'hystérectomie, est précisément l'inverse de la méthode de choix dans l'ovariotomie. Est-ce à dire que cette question soit tranchée sans appel ? Il n'en est rien.

Après l'une et l'autre opération, en cas de guérison, le résultat définitif est incontestablement supérieur lorsqu'on a eu recours à la méthode du pédicule perdu.

Les progrès de la chirurgie doivent donc tendre à supprimer les dangers, que présente aujourd'hui encore l'application de cette méthode. La méthode mixte a été un pas dans cette voie. J'ai le ferme espoir que le temps n'est pas éloigné, où il sera possible de détrôner, dans l'hystérectomie, la méthode extra-péritonéale.

VII

De l'hystérectomie vaginale.

Historique. — Manuel opératoire. — Résultats. — L'hystérectomie vaginale
n'est indiquée qu'à titre exceptionnel dans le prolapsus utérin, la rétroversion, les corps fibreux de la matrice. — Dans le cancer de l'utérus, elle n'est
justifiée que si la tumeur est nettement circonscrite, si les parties voisines
et les ganglions lymphatiques sont indemnes, si enfin il est impossible par
une opération partielle d'extirper en totalité le néoplasme.

L'extirpation de l'utérus par le vagin, ou *hystérectomie vaginale*, ou *kolpohystérectomie*, n'est pas une
opération nouvelle. Elle aurait été pratiquée, dit-on,
par Soranus (d'Ephèse) et beaucoup plus tard par
Andreas a Cruce ; mais l'authenticité de ces cas n'est
pas démontrée. En 1813, Langenbeck, le père, fit une
hystérectomie vaginale avec plein succès. La même
opération fut pratiquée ensuite par Sauter (de Cons-
tance), par Blundell, par Récamier. Mais elle ne tarda
pas à tomber dans le discrédit et à être abandonnée.

Elle ne fut remise en honneur qu'en 1878 par Czerny
(de Heidelberg), et prit rapidement une grande extension en Allemagne. Elle passa de là dans les autres
pays, mais ne fut adoptée que tardivement en France.
Péan est le premier chirurgien français qui l'ait pratiquée, en 1882. Demons (de Bordeaux) (1) l'exécuta peu
de temps après et prit la défense de cette opération.

(1) Demons (*Revue de chirurgie*, 10 août 1884, p. 633).

Dans ces dernières années, la Société de chirurgie s'est occupée à plusieurs reprises de l'hystérectomie vaginale.

I

L'extirpation de l'utérus par le vagin n'est possible que si l'organe a ses dimensions normales, ou du moins s'il ne les dépasse pas d'une façon notable. C'est dire que, dans tous les cas où l'on croira devoir faire l'ablation de la matrice pour une tumeur volumineuse, on ne pourra songer qu'à la voie abdominale.

D'autre part, l'hystérectomie vaginale, comme le prouvent les chiffres cités plus loin, est une opération grave. Elle n'est justifiée que si la vie de la malade est directement menacée et si la guérison ne peut être amenée par un traitement moins périlleux. L'hystérectomie vaginale ne saurait donc être appliquée à un prolapsus de l'utérus ou à une rétroversion que dans des circonstances tout à fait exceptionnelles.

Par contre, l'idée de cette opération se présente naturellement quand il s'agit d'un néoplasme utérin grave et de faibles dimensions. Certains myomes de l'utérus, provoquant des hémorrhagies susceptibles de mettre la vie en danger, ont déterminé des chirurgiens à l'entreprendre. Mais elle a été pratiquée surtout dans le cancer de l'utérus.

Il est évident, d'ailleurs, que l'hystérectomie vaginale est formellement contre-indiquée lorsque l'ablation complète des parties malades est impossible. C'est ce qui a lieu quand un cancer de l'utérus a envahi les ganglions lombaires, les ligaments larges, la vessie ou le rectum. Dans ces divers cas, lors même que l'on croit pouvoir enlever toutes les parties malades, le résultat est, en général, désastreux. L'opération est contre-indiquée, à plus forte raison, lorsqu'il existe des signes de généralisation du néoplasme.

II

Une fois l'hystérectomie décidée, quelques précautions préliminaires sont nécessaires. Des injections vaginales au sublimé seront faites pendant les jours qui précèdent. La malade sera purgée la veille de l'opération et prendra un lavement le matin même. La vessie sera vidée immédiatement avant l'intervention.

La malade est couchée sur une table à opération, dans la position adoptée pour la taille périnéale. L'anesthésie chloroformique est poussée jusqu'à la résolution complète.

Le premier temps de l'hystérectomie vaginale comprend l'abaissement de l'utérus. Après avoir écarté les parois du vagin à l'aide de spéculums univalves, on saisit le col utérin avec des pinces de Museux appliquées aussi haut que possible. Par des tractions lentes on abaisse l'utérus vers la vulve ; la manœuvre est facilitée par une pression exercée sur le fond de l'organe à travers la paroi abdominale.

Si ce premier temps était gêné par l'étroitesse de l'anneau vulvaire, on pratiquerait une incision périnéale. D'autre part, quand on saisit le col, il faut tâcher d'appliquer les pinces sur des tissus résistants. Pour maintenir l'utérus abaissé, on a souvent avantage à remplacer les pinces par un ou deux gros fils de soie, qui sont moins encombrants.

Le second temps consiste dans le décollement du col. Avec un bistouri droit on incise circulairement la paroi du vagin. Puis, abandonnant l'instrument, on introduit l'index entre les lèvres de la plaie le long de l'utérus, et on détache ainsi le col d'avec les parties voisines.

Lors de la section circulaire de la paroi vaginale, il importe de ne pas blesser les uretères. Ainsi que le fait remarquer Ricard (1), si le bistouri s'éloigne du col, s'il coupe dans la muqueuse vaginale, en creusant verticalement, pour peu qu'il s'écarte de 1 ou 2 centimètres de l'insertion utérine, il rencontre inévitablement l'uretère. Le chirurgien est donc tenu de ne pas s'éloigner de l'insertion du vagin sur le col. S'il désire extirper une certaine quantité de tissu vaginal, il ne peut le faire impunément que par une dissection minutieuse de la paroi du vagin et en la suivant directement jusqu'à son insertion utérine. En voulant enlever avec la paroi vaginale une portion des tissus sus-jacents, il atteindrait presque à coup sûr l'uretère. Aussi Ricard considère-t-il comme une contre-indication formelle de l'hystérectomie totale le moindre envahissement néoplasique des culs-de-sac du vagin, cet en-

---

(1) RICARD (*Semaine médicale*, 2 février 1887, p. 40).

vahissement nécessitant l'ablation large des tissus voisins.

Quand, après l'incision circulaire de la paroi vaginale, on se sert du doigt pour décoller les tissus, on peut faciliter la manœuvre en saisissant avec une pince la paroi incisée du vagin, tandis qu'un aide maintient la pince de Museux fixée sur le col. Lorsque le ramollissement du tissu utérin remonte très haut, il faut bien prendre garde de s'égarer avec le doigt dans l'épaisseur même de l'organe. On aura soin, d'ailleurs, de pousser le décollement plus loin en avant que sur le reste du pourtour, de manière à atteindre avec le doigt le cul-de-sac antérieur du péritoine.

Dans un troisième temps de l'opération, on ouvre le péritoine et on fait basculer l'utérus. L'ouverture du péritoine est pratiquée, avec le doigt ou avec le bistouri, sur le cul-de-sac antérieur et très près de l'utérus, pour que la vessie ne soit pas intéressée. Après avoir élargi suffisamment l'incision de chaque côté, on introduit par cette ouverture deux doigts, qui vont accrocher le fond de l'utérus et qui le font basculer en avant à travers l'incision du vagin.

Si les doigts ne sont pas assez longs pour atteindre le fond de l'utérus, on les remplacera par une érigne. D'un autre côté, quand le mouvement de bascule en avant, que recommande Czerny, ne sera pas possible, on essaiera, à l'imitation de Schrœder, le renversement en arrière, ou bien encore on se contentera, comme Billroth, d'attirer la matrice directement en bas.

Il ne reste plus qu'à sectionner les ligaments larges.

Mais ce quatrième temps est le plus difficile, car il importe d'assurer l'hémostase avant de pratiquer la section.

Il est vrai que Sauter, Blundell et d'autres chirurgiens n'ont pas craint de diviser de haut en bas les ligaments larges, sans se préoccuper de l'hémostase ; et la perte de sang n'a pas été excessive. Cette particularité semble due à ce que ces opérateurs ont rasé de très près les bords de l'utérus et ont évité ainsi les artères utérines, qui cheminent de bas en haut à environ un centimètre de ces bords. Cependant il serait souverainement imprudent d'imiter cette conduite ; des cas de mort ont été observés consécutivement à l'hémorrhagie survenue au cours de l'hystérectomie vaginale, et l'hémostase est l'un des points les plus importants de l'opération.

Le procédé d'hémostase, le plus généralement employé jusqu'à présent, a consisté dans la ligature des ligaments larges avant leur section. A l'aide d'une aiguille de Cowper, on porte un fil autour du tiers supérieur du ligament large ; un second fil est destiné à lier le tiers moyen ; enfin un troisième fil est passé sur le tiers inférieur, qui comprend l'artère utérine avant sa réflexion de bas en haut. On procède ensuite de même pour le ligament large du côté opposé. On a soin de serrer fortement les fils pour éviter leur glissement, et on les passe le plus loin possible de l'utérus, de manière à s'éloigner des parties malades.

L'opération est achevée par la section des ligaments larges, faite soit avec le bistouri boutonné, soit avec

les ciseaux mousses. L'utérus n'est plus retenu que par
le péritoine, qui recouvre sa face postérieure ; on sectionne ce repli, et la matrice est amenée à l'extérieur.

Le procédé d'hémostase, que j'ai indiqué, est loin
d'être universellement adopté ; d'autres essais ont été
tentés. Cushing a conseillé la ligature préalable des
artères utérines à l'aide d'un instrument spécial. Olshausen a employé la ligature élastique des ligaments
larges pris en masse. Bottini et Anderson ont eu recours à l'anse galvanocaustique et au thermocautère
pour la section des ligaments.

Spencer Wells (1), qui n'a jamais pratiqué d'hystérectomie vaginale, est d'avis de chercher l'hémostase,
non pas à l'aide de ligatures, mais au moyen de pinces
hémostatiques laissées en place pendant deux ou trois
jours, jusqu'à ce que tout danger d'hémorrhagie soit
passé. D'après lui, on peut faire jouer aux pinces un
double rôle, en les appliquant sur les vaisseaux pour
arrêter l'écoulement sanguin, puis en les attachant ensemble de manière à réunir les surfaces de section du
vagin.

Ce mode d'hémostase a été appliqué avec succès.
Richelot, qui s'en est surtout fait le défenseur, a fait
construire, à cet effet, des pinces, dont les mors ont 10
centimètres de long, et que l'on enlève au bout de
trente-six ou quarante-huit heures. Cette méthode, à la
fois simple et sûre, tend à se répandre, principalement
en France.

(1) Spencer Wells. *Diagnostic et traitement chirurgical des tumeurs abdominales*, édition française, 1886, p. 324.

Spencer Wells estime qu'on a trop négligé, dans l'hystérectomie vaginale, la compression de l'aorte, soit au moyen du tourniquet comme mesure prophylactique, soit avec les doigts lorsqu'une hémorrhagie survient. On pourrait aussi, dit-il, employer parfois avec avantage le procédé de Davy, qui consiste à comprimer les artères iliaques à l'aide d'une bougie introduite dans le rectum.

La conduite à tenir après l'hystérectomie vaginale est des plus contestées. Certains opérateurs ont laissé la plaie ouverte, sans suture; mais cette pratique ne semble pas avoir eu des résultats heureux. D'autres chirurgiens ont suturé le péritoine, ou bien ont réuni la paroi antérieure du vagin à la paroi postérieure. Le drainage de la plaie paraît être une précaution utile, bien qu'il ait été rejeté par plusieurs chirurgiens. Il est évident, d'ailleurs, que les précautions antiseptiques sont de rigueur; des tampons de gaze iodoformée, placés dans le vagin, rendront, à ce point de vue, de grands services.

III

Quels sont les résultats de l'hystérectomie vaginale? La statistique de Sænger (1), qui remonte à 1883, comprend un total de 143 opérations, dont 133 pour cancer de l'utérus, 6 pour prolapsus de l'utérus, 4 pour corps fibreux. Sur ce total, on a observé 103 guérisons et 40 morts, soit une mortalité de 28 pour 100.

(1) Sænger (*Archiv f. Gynœkologie*, Band XXI, Heft, 1).

D'après des renseignements donnés à Spencer
Wells (1) par Olshausen, ce dernier chirurgien avait
fait lui-même, jusqu'à la fin de 1884, 34 extirpations
totales de l'utérus par la voie vaginale, avec 7 morts,
soit une mortalité de 20,5 pour 100 seulement. Sur
ces 7 cas malheureux, 3 malades étaient mortes de
septicémie, 2 de choc, 1 d'empoisonnement par l'acide
phénique et 1 d'empoisonnement par l'iodoforme. Il
faut ajouter qu'une malade, qui s'était remise, mourut
subitement d'embolie pulmonaire le vingt-sixième jour.
Enfin, dans 3 cas, des adhérences très intimes entre l'u-
térus et la vessie ou le rectum ont empêché de terminer l'opération.

Gomet (2), qui a réuni 48 cas d'hystérectomies vaginales pratiquées en France, a noté 33 guérisons et 15
morts, soit une mortalité de 31, 25 pour 100.

L'hystérectomie vaginale a été faite un certain nombre de fois chez des malades atteintes de prolapsus de
l'utérus, de rétroversion, de corps fibreux de la matrice.
Il est évident que l'opération peut être indiquée dans
des cas de ce genre, et cela d'autant plus que son pronostic est alors plus favorable que s'il s'agit d'un cancer. Mais, étant donnée son incontestable gravité, le
chirurgien ne devra l'entreprendre dans ces circonstances qu'avec une extrême réserve, s'il se trouve en
face d'accidents redoutables et s'il a épuisé sans succès
les moyens de traitement moins périlleux.

---

(1) SPENCER WELLS. *Loc. cit.*, p. 326.
(2) GOMET. *De l'hystérectomie vaginale en France.* Thèse de Paris, 1886. G.
Steinheil, éditeur.

On sait que la castration, c'est-à-dire l'extirpation des ovaires, a été pratiquée dans des cas où des myomes utérins de faible volume étaient le point de départ de métrorrhagies graves. L'avenir nous apprendra s'il vaut mieux, dans ces cas, recourir à la castration ou à l'hystérectomie vaginale.

Nous avons vu que la plupart des hystérectomies vaginales ont été faites chez des femmes atteintes de cancer de l'utérus. D'après Sænger, chez les malades qui survivent à l'opération, la moyenne de la survie sans récidive est de onze mois et demi. Souvent la récidive apparaît au bout de peu de mois ou même de peu de semaines; d'autres fois elle est plus tardive. Olshausen, chez ses opérées, a pu constater l'absence de récidive une fois après un an et demi, deux fois après deux ans et deux fois après trois ans.

En face de ces résultats, on peut se demander si l'hystérectomie vaginale est réellement indiquée dans le cancer de l'utérus.

Un seul fait est aujourd'hui acquis, c'est que, si l'on se décide à l'ablation totale d'un utérus cancéreux, la voie vaginale est bien préférable à la voie abdominale. L'extirpation totale de la matrice par la voie abdominale, ou opération de Freund, a, en effet, donné des résultats désastreux. A la fin de 1880, Olshausen réunissait 94 opérations faites suivant la méthode de Freund; 24 malades seulement avaient survécu à l'intervention chirurgicale. La mortalité était donc de plus de 74 pour 100. Les causes de mort avaient été surtout le choc, l'hémorrhagie, la péritonite septique; six fois l'on avait divisé l'un des uretères, et deux fois tous les deux ; quatre opérations étaient restées inachevées. Ces résultats se passent de commentaire.

Mais n'aurait-on pas intérêt à s'abstenir de toute intervention chirurgicale, ou au moins à ne recourir qu'à une intervention moins redoutable dans ses conséquences que l'hystérectomie vaginale? Les avis sur ce point sont très partagés.

Verneuil (1) fait remarquer que la section cunéiforme du col de l'utérus, section dépassant les limites du mal, fournit des résultats très encourageants. Cette opération fait courir aux malades des dangers bien moindres ; elle donne une survie moyenne de dix-huit mois, et Verneuil prétend même avoir obtenu des guérisons, que l'on peut considérer comme radicales.

Kœberlé (2) se prononce également en faveur de l'ablation partielle de l'utérus dans le cancer du col.

Le cancer de la matrice, dit-il, débute ordinairement par la partie vaginale du col, au voisinage de l'orifice externe, et se propage ensuite irrégulièrement, par irradiation, en envahissant peu à peu toute l'étendue de la partie vaginale du col; puis il s'étend au vagin et aux organes immédiatement voisins. Or, presque toujours, il envahit la vessie avant d'avoir atteint la partie moyenne de l'utérus, qui correspond à l'orifice interne du col. Les ligaments larges et les ganglions lymphatiques également sont d'ordinaire atteints avant le fond et le corps de la matrice. Lorsque ces dernières parties sont

(1) VERNEUIL (*Société de chirurgie*, séance du 6 janvier 1886).
(2) KŒBERLÉ (*Société de médecine de Strasbourg*, séance du 4 février 1886).

malades, le cancer est inopérable ; lorsqu'elles sont saines, il est absolument inutile de les enlever.

En conséquence, si le cancer a débuté par le col et n'est pas encore devenu incurable, Kœberlé se contente d'enlever les parties malades, c'est-à-dire le segment inférieur de la matrice jusqu'à l'orifice interne du col.

Kœberlé fait remarquer encore que le cancer primitif du corps de l'utérus est excessivement rare et que, dans ce cas, la partie vaginale du col reste longtemps normale. Il est inutile alors d'enlever le col utérin, qui est intact, et Kœberlé conseille l'ablation du corps de la matrice par la voie abdominale.

L'ablation totale de l'utérus fait courir aux malades des risques bien plus grands que les opérations partielles dont il est question. Celles-ci doivent donc lui être préférées, d'après Kœberlé, lorsqu'elles suffisent à extirper toutes les parties malades. Je ne saurais que m'associer pleinement à ces conclusions.

Lorsqu'aucune opération partielle n'est possible, on n'a le choix qu'entre l'hystérectomie vaginale et la non-intervention. Il serait téméraire de porter dès aujourd'hui un jugement définitif sur la valeur respective de ces deux thérapeutiques. La plupart des hystérectomies vaginales, qui ont permis une longue survie, concernaient des néoplasmes encore peu développés, susceptibles peut-être d'être enlevés en totalité au prix d'une opération moins grave. Une fois que le néoplasme a pris une certaine extension, il est difficile d'en connaître exactement les limites, particulièrement en ce qui concerne le système lymphatique. Bien des opérations, que le chirurgien croit radicales, ne sont donc, en réalité, que des ablations partielles et n'ont d'autre conséquence, même en cas de guérison de la plaie opératoire, que de donner un coup de fouet à la maladie.

La conclusion, à laquelle j'arrive, c'est que, dans le cancer de l'utérus, l'hystérectomie vaginale n'est justifiée que si la tumeur est nettement circonscrite, si l'examen le plus attentif n'indique pas trace d'envahissement des parties voisines ou des ganglions lymphatiques, si enfin l'extirpation totale du néoplasme par une opération partielle est jugée impossible. Il résulte des détails, dans lesquels je suis entré, que la réunion de ces diverses conditions est exceptionnelle.

VIII

La castration de la femme.

Historique. — Manuel opératoire. — La castration de la femme, ou ablation des ovaires, a pour effet habituel de produire la ménopause. — Elle n'est pas sans gravité et entraîne la stérilité. — La castration est indiquée dans certaines métrorrhagies graves et rebelles, symptomatiques d'un myome utérin, dans certaines atrésies génitales; peut-être est-elle justifiée en présence de désordres nerveux intenses et rebelles, liés manifestement à la menstruation.

La *castration de la femme* est l'opération par laquelle on enlève les ovaires sains ou peu altérés. Cette opération est encore nommée *oophorectomie, ovariotomie normale, opération de Battey, opération d'Hégar.*

La castration de la femme semble avoir été pratiquée dans l'antiquité pour des motifs étrangers à la chirurgie ; mais nous n'avons à ce sujet que des données très vagues. A une époque plus récente, il est arrivé à des chirurgiens de faire l'ablation d'un ovaire rencontré dans une hernie ou dans un foyer purulent. Mais ce n'est qu'à une époque toute contemporaine que l'oophorectomie a été entreprise de propos délibéré et dans un but thérapeutique.

En 1872, presque simultanément, Hégar, à Fribourg-en-Brisgau, et Battey, en Amérique, pratiquèrent chacun l'ablation des ovaires. L'opérée d'Hégar mourut ; mais celle de Battey guérit. Aussi la tentative de Battey ne tarda-t-elle pas à trouver de nombreux imitateurs, d'abord en Amérique, ensuite en Europe.

Les faits publiés sont assez nombreux aujourd'hui pour que l'on puisse se faire une opinion sur la question. Un travail de Tissier (1), contient des documents importants sur la matière. J'y ferai de nombreux emprunts.

I

L'idée première, qui a conduit Hégar et Battey à concevoir leur opération, est toute physiologique.

On sait que la vie génitale, chez la femme, prend fin avec la ménopause. A ce moment, les règles sont supprimées, et avec elles disparaissent les troubles divers dont elles étaient accompagnées. De même, chez les femmes atteintes d'un myome de l'utérus, la tumeur subit, après la ménopause, un travail de régression, dont la conséquence est la disparition ou, au moins, la diminution des troubles qui signalaient la présence du néoplasme.

Or, l'ablation des ovaires a pour effet habituel de produire la ménopause. Il semble donc rationnel de recourir à cette opération, dans les cas où un intérêt de premier ordre commande de hâter l'apparition de la ménopause.

Tel est le principe de la méthode. Avant d'en étudier les applications, disons quelques mots du manuel opératoire et des accidents propres à l'opération.

La castration ne peut atteindre son but que si les

(1) LÉON TISSIER. *De la castration de la femme en chirurgie.* Thèse de Paris, 1885. G. Steinheil, éditeur.

deux ovaires sont enlevés. Toute opération, limitée à un seul ovaire, est nécessairement incomplète et n'est qu'un pis aller pour le cas où l'extirpation du deuxième ovaire paraît impraticable.

Certains chirurgiens ont prétendu que les résultats de la castration sont dus surtout à la ligature des artères utéro-ovariennes et d'un grand nombre de vaisseaux du ligament large, et ils ont conclu qu'il faut pratiquer toujours ces ligatures, et que même on peut se contenter des ligatures sans extirper les ovaires. Cette méthode n'a pas prévalu.

Lawson Tait, estimant que la trompe de Fallope joue dans la menstruation un rôle plus important que l'ovaire, soutient que toute ablation d'ovaire est nulle au point de vue du résultat, si en même temps l'on n'a pas enlevé la trompe. Bien que cette théorie soit difficilement acceptable, il est possible cependant qu'il vaille mieux enlever, en même temps que l'ovaire, le pavillon de la trompe ; avec cette précaution, on est plus sûr de ne pas laisser de tissu ovarien.

Deux méthodes s'offrent au chirurgien pour pratiquer la castration : la méthode vaginale, aujourd'hui abandonnée, et la méthode abdominale.

Le motif principal, qui a fait abandonner la voie vaginale, est l'énorme difficulté que rencontre l'opérateur dans la recherche des ovaires. Cette difficulté est parfois telle que plusieurs chirurgiens ont dû interrompre leur opération, inciser la paroi abdominale antérieure et extirper par cette voie les ovaires, qu'ils ne parvenaient pas à obtenir par le vagin.

L'incision abdominale est aujourd'hui adoptée universellement. Après avoir vidé la vessie par le cathétérisme, on divise la paroi abdominale sur la ligne médiane. L'incision, qui commence en bas à une distance de 2 à 3 centimètres au-dessus du bord supérieur des pubis, doit avoir une longueur d'au moins 6 ou 8 centimètres. On n'ouvrira qu'avec précaution la cavité péritonéale ; car on est plus exposé que dans une ovario-tomie ordinaire à blesser l'intestin, celui-ci présentant plus de tendance au prolapsus et ne se laissant pas réduire aussi aisément.

Deux doigts sont introduits dans l'ouverture abdominale et vont chercher le fond de l'utérus, assez facilement reconnaissable. On glisse l'un de ces doigts en avant de l'utérus, l'autre en arrière ; puis on les porte en dehors. On suit ainsi la trompe, qui donne une sensation caractéristique. Lorsqu'on approche des parois latérales du bassin, le doigt placé en arrière rencontre l'ovaire à mi-hauteur du ligament large.

Le temps difficile consiste à amener l'ovaire dans la plaie. La situation profonde de l'organe, des adhérences anormales, des dispositions insolites peuvent opposer à cette manœuvre des obstacles considérables et même empêcher le chirurgien de reconnaître nettement l'ovaire.

On a conseillé d'utiliser la main disponible pour pratiquer le toucher vaginal et aider ainsi, en repoussant l'utérus, les manœuvres de l'autre main. Cette manière de procéder a l'inconvénient de priver le chirurgien, à un moment important, de l'usage de sa main infectée au contact du vagin, ou de l'obliger à interrompre mal à propos son opération pour la désinfection de cette main. C'est là. un inconvénient d'autant plus sérieux que parfois l'ovaire ne peut être amené à l'extérieur et que l'ablation doit se faire alors dans l'abdomen même.

Pour terminer l'opération, on lie en deux moitiés, avec du fil de soie, les tissus qui unissent l'ovaire à l'utérus ; pour plus de sécurité, on place une troisième ligature entre l'utérus et les premières ligatures. Enfin on excise l'ovaire à une certaine distance des fils, qu'on a eu soin de couper près des nœuds, et on rejette le pédicule dans l'abdomen. Si l'on croit devoir enlever la partie externe de la trompe, on l'excise en même temps que l'ovaire.

La même opération est répétée sur l'autre ovaire. Puis on réunit la plaie comme après l'ovariotomie ordinaire, mais en ayant soin de rapprocher davantage les sutures ; car la tension de l'abdomen est toujours plus forte qu'après l'ablation d'une vaste tumeur ovarienne.

D'après Tissier, la mortalité après l'opération est de 14,5 o/o. La cause de mort la plus fréquente est la péritonite. Il faut citer aussi les hémorrhagies secondaires et l'occlusion intestinale (trois des opérées d'Hégar ayant succombé à cette dernière complication).

Plusieurs chirurgiens ont noté, pendant la convalescence, un accident assez curieux, qui n'a d'ailleurs jamais été mortel ; je veux parler de la parotidite. Cet accident est à mettre en parallèle avec l'ovarite, qui vient quelquefois compliquer les oreillons.

II

Deux considérations capitales dominent les indications de la castration chez la femme : la première, c'est que l'opération donne lieu à une mortalité d'environ 1/7 ; la seconde, c'est qu'elle a pour conséquence la stérilité. On ne devra donc l'entreprendre qu'après l'échec des médications moins périlleuses et uniquement pour parer à des accidents graves, susceptibles de mettre en danger direct les jours de la malade.

C'est dire qu'on ne saurait condamner trop sévèrement cette sorte de déchaînement opératoire, qui a poussé des chirurgiens à pratiquer la castration avec une inconcevable légèreté.

Cependant, tout en réprouvant les exagérations de quelques opérateurs, on est obligé de reconnaître que, dans certaines circonstances, la castration est une opération essentiellement salutaire.

La raison, que l'on trouve invoquée avec le plus de fréquence à l'appui de l'intervention opératoire, est l'existence de métrorrhagies graves. En général, ces métrorrhagies étaient symptomatiques de corps fibreux de l'utérus. L'opération, abstraction faite des décès, a eu pour résultat presque constant de faire cesser les hémorrhagies, et le plus souvent on a remarqué, en outre, une diminution rapide du volume de la tumeur.

Étant donnés les risques courus par les opérées, on

ne saurait toutefois mettre trop de circonspection dans les tentatives opératoires. Des métrorrhagies, rebelles à tout traitement et devenant un vrai danger par leur abondance et leur persistance, constituent évidemment une indication d'intervenir. Mais l'âge de la malade peut fournir une contre-indication. Si, en effet, la ménopause est proche, si le danger n'est pas absolument imminent, mieux vaut attendre de la nature seule la cessation des hémorrhagies et se contenter jusqu'à ce moment d'un traitement palliatif.

Une autre question se pose. Lorsqu'une intervention est jugée nécessaire, n'est-il pas indiqué plutôt de pratiquer l'hystérectomie ? On enlèvera ainsi la tumeur utérine, cause de tous les accidents, et la guérison sera plus certaine et plus radicale. Cette manière de procéder serait incontestablement supérieure à l'autre, si les dangers étaient égaux dans les deux opérations. Mais c'est précisément ce qui n'a pas lieu, les statistiques les plus favorables indiquant, pour l'hystérectomie, une mortalité d'au moins 25 o/o.

Des distinctions sont donc nécessaires. Je laisse de côté les polypes fibreux de l'utérus ; il est évident que l'extirpation de ces tumeurs devra, en général, être préférée à toute autre opération. Mais s'il s'agit d'un myome, dont on ne peut faire l'ablation qu'à l'aide de l'hystérectomie, l'hésitation est permise.

Quand la tumeur est petite ou de volume moyen, la castration, moins dangereuse que l'hystérectomie, semble indiquée ; elle fera cesser les accidents et laissera la femme avec une tumeur dont le volume ne sera pas gênant. Il en est ainsi, à plus forte raison, dans les cas où l'hystérectomie est reconnue impraticable.

Si, au contraire, le néoplasme utérin, tout en restant opérable, a atteint des dimensions considérables, si, par son développement, il est la source de troubles divers, n'est-il pas préférable d'extirper la matrice même ? De cette façon, du moins, on aura chance d'obtenir une guérison radicale ; au lieu que la castration est capable seulement d'écarter le danger le plus imminent et de procurer un soulagement relatif.

Il est arrivé, d'ailleurs, dans des cas de ce genre, que des chirurgiens, en présence de difficultés imprévues, se sont vus obligés de renoncer à la castration et de pratiquer, séance tenante, l'hystérectomie.

Les règles, que j'indique, sont celles qui me paraissent se dégager de l'état actuel de la science. Il est évident que des progrès, réalisés dans la pratique de l'une ou l'autre des deux opérations, pourraient apporter dans la thérapeutique des modifications profondes.

Au lieu d'être commandée par des métrorrhagies, la castration peut être indiquée, au contraire, dans des cas où l'expulsion du sang menstruel rencontre des difficultés insurmontables. Dans cet ordre de faits rentrent l'absence ou plus souvent l'arrêt de développement de l'utérus et du vagin, les rétrécissements acquis de ces organes, certains cas de flexion utérine.

Si, dans ces diverses circonstances, les époques menstruelles sont signalées par des douleurs intolérables, et que l'on craigne quelque accident plus grave produit par l'irruption du sang dans une direction vicieuse, si, d'autre part, les moyens de traitement, destinés à lutter contre cette rétention des menstrues, ont échoué ou sont périlleux, la castration, en supprimant l'écoulement menstruel, empêchera la reproduction des phénomènes morbides. Elle aura, de plus, l'avantage de rendre la femme stérile et de la soustraire aux dangers d'une grossesse et d'un accouchement, dangers que la conformation anormale des parties génitales rendrait particulièrement redoutables.

Les chirurgiens ont poussé l'audace plus loin. Ils ont pratiqué la castration, dans l'espoir de guérir les troubles nerveux liés, chez certaines femmes, aux fonctions menstruelles, indépendamment de tout obstacle à l'issue du sang. Des femmes ont été opérées ainsi pour des douleurs névralgiques, pour des crises hystériformes. A côté de guérisons incontestables, ces opérations ont donné des insuccès absolus et des morts.

D'autres opérateurs ont renchéri sur les faits précédents. Attribuant une influence ovarienne à toutes sortes de troubles nerveux et même à l'aliénation mentale, ils ont multiplié les castrations, sans pouvoir citer, à l'appui d'une pareille thérapeutique, autre chose que quelques rares succès.

On est allé jusqu'à opposer la castration à la nymphomanie, sans souci des faits, qui semblent démontrer que, chez la femme, l'ablation des ovaires n'atténue en rien les impulsions sexuelles.

En résumé, on a fait un étrange abus de la castration, au point de jeter le discrédit sur une opération, qui, appliquée à propos, rend d'incontestables services. Certaines métrorrhagies graves et rebelles, symptomatiques d'un corps fibreux de l'utérus, certaines atrésies génitales, portant obstacle à l'issue du sang menstruel, légitiment parfaitement la castration. Peut-être est-elle justifiée encore en présence de désordres nerveux intenses et rebelles, liés manifestement au flux menstruel ; mais, dans ce dernier cas, on ne saurait apporter trop de réserve et de circonspection dans l'intervention chirurgicale.

IX

L'opération d'Alexander.

L'opération d'Alexander consiste dans le raccourcissement des ligaments ronds. — Manuel opératoire. — L'opération d'Alexander est peu dangereuse. — Elle est applicable à certaines déviations de l'utérus, dues au relâchement des moyens de fixation de l'organe.

On désigne, sous le nom d'*opération d'Alexander*, l'opération qui consiste à raccourcir les ligaments ronds pour guérir certaines déviations utérines.

L'idée de cette tentative fut conçue, dès 1840, par Alquié, agrégé à la Faculté de Montpellier; mais il ne semble pas que ce chirurgien l'ait exécutée, et l'opération, qu'il avait proposée, tomba dans l'oubli.

C'est en 1881 seulement que le raccourcissement des ligaments ronds a été pratiqué, pour la première fois, sur le vivant par William Alexander (de Liverpool).

Alexander a trouvé de nombreux imitateurs en Angleterre et en Amérique ; mais son opération a été peu pratiquée sur le continent. Elle a été l'objet, en France, d'un mémoire de Manrique (1), auquel je ferai quelques emprunts.

---

(1) Manrique. *Étude sur l'opération d'Alexander*. Thèse de Paris, 1886. (·. Steinheil, éditeur.

I

Le manuel opératoire est le suivant :

La malade est purgée l'avant-veille de l'opération, puis on lui administre de l'opium, de manière à éviter les garde-robes durant les premiers jours. On rase le mont de Vénus et on vide la vessie par le cathétérisme.

L'opération comprend quatre temps :

Le premier temps consiste dans l'incision des parties molles et la recherche du ligament rond.

Prenant comme point de repère l'épine du pubis, le chirurgien trace, parallèlement à la direction du canal inguinal, une incision, qui s'étend également en dehors et en dedans de l'épine. La longueur de l'incision varie de 2 1/2 à 5 centimètres, suivant l'embonpoint du sujet.

Après incision de la peau et du tissu cellulaire sous-cutané, on cherche l'orifice externe du canal inguinal, en se guidant sur la direction des fibres que l'on aperçoit, et en se rappelant que, immédiatement en dedans de l'épine du pubis et contre le pilier interne du canal inguinal, se trouve un lobule graisseux, qui ferme l'orifice inguinal externe. A ce niveau, d'ailleurs, on voit sortir entre les deux piliers un filet nerveux, quelques petits vaisseaux, enfin des fibres qui émanent du ligament rond.

Une fois que l'on distingue l'orifice externe du canal inguinal, on coupe, suivant la direction du canal, les fibres arciformes, qui, vers la partie supérieure de cet orifice, relient les deux piliers.

On aperçoit alors un tissu rougeâtre, plus ou moins mélangé de graisse ; c'est l'extrémité du ligament rond. On charge sur la sonde cannelée tout le contenu du canal, et on coupe le filet nerveux dont j'ai parlé, de manière à ce qu'aucune traction ne soit exercée sur lui.

Ici commence le temps difficile de l'opération, c'est-à-dire l'isolement du ligament rond.

Il est à remarquer que le ligament rond se termine en s'éparpillant. D'autre part, il s'enveloppe, dans le trajet inguinal, des différentes couches qu'il y rencontre. Le contenu du trajet inguinal, chez la femme, est donc dissociable ; en isolant le ligament rond des diverses couches qui le renforcent, on peut arriver à l'affaiblir, au point de le rendre incapable de supporter la moindre traction.

Pour éviter cet inconvénient, on saisit, avec les doigts ou avec une pince, le ligament rond chargé sur la sonde cannelée, et on l'attire doucement au dehors, en coupant, au fur et à mesure, les bandes celluleuses, qui le relient aux piliers et aux parois du canal. De cette façon, le ligament reste renforcé de toute la portion des prolongements celluleux et musculaires qui se réfléchit sur lui.

Dès lors, le ligament rond, isolé et attiré à l'extérieur, se présente sous forme d'un cordon arrondi, blanchâtre, résistant, dont le diamètre varie de celui d'une plume de corbeau à celui d'une plume de dinde.

Une pince hémostatique est placée sur lui. Puis on opère de même du côté opposé.

Le troisième temps consiste dans le redressement de la déviation utérine.

Que la déviation soit corrigée à l'aide de la sonde utérine ou simplement avec les doigts, un aide est chargé de maintenir l'utérus dans sa nouvelle situation. Pendant ce temps, le chirurgien tire sur les deux ligaments ronds, jusqu'à ce que la traction soit suffisante pour assurer le maintien de l'utérus dans cette position.

Il ne reste plus qu'à fixer en place les ligaments ronds ; c'est le but du quatrième temps.

On fait tenir les ligaments par un aide. Puis dans chacun d'eux on passe successivement deux fils de catgut bien solides, qui doivent traverser à la fois le pilier interne, le ligament rond et le pilier externe. Les fils sont serrés modérément, de manière à ce que la vitalité du ligament ne soit pas compromise. Quant à l'extrémité du ligament, on la résèque ou, de préférence, on la pelotonne dans l'angle interne de la plaie.

On place un tube à drainage ; puis on suture la plaie cutanée. Enfin, après avoir introduit dans le vagin un pessaire de Hodge, on fait coucher la malade sur le dos, les genoux fléchis.

II

La manière de procéder, que j'ai indiquée, est celle qu'a adoptée Alexander, et je n'insisterai pas sur les modifications proposées par divers chirurgiens. Mais il importe de savoir que, de l'aveu d'Alexander lui-même, l'opération est d'une exécution difficile, et qu'il est indispensable d'agir avec méthode. D'ailleurs, il est arrivé à plusieurs chirurgiens de laisser l'opération inachevée, faute de trouver les ligaments ronds.

Les dangers, que peut entraîner l'opération d'Alexander, résultent surtout des rapports du ligament rond avec le péritoine.

On sait que, pendant la vie fœtale, le péritoine, attiré dans le canal inguinal par le ligament rond, forme ainsi un petit canal, canal de Nuck. Ce canal s'oblitère d'habitude avant la naissance ou peu de temps après ; mais quelquefois l'oblitération n'a point lieu.

D'autre part, même dans le cas où le canal de Nuck n'existe plus, il peut arriver que, sous l'influence des tractions exercées sur le ligament rond, le péritoine s'invagine dans le trajet inguinal. D'après Doléris (1), la blessure du péritoine est à craindre lorsque l'on attire plus de 4 à 5 centimètres du ligament hors du canal inguinal ; or on est obligé parfois d'aller jusqu'à 8 ou 10 centimètres.

On remarquera toutefois que les tractions ne sont exercées sur le ligament rond qu'après son isolement préalable. Ce sont donc les sutures seulement qui risquent d'intéresser la séreuse, et le danger d'une manœuvre de ce genre est minime.

Pour diminuer encore ce danger, Duplay conseille

(1) DOLÉRIS (*Union médicale,* 29 décembre 1885).

de placer, sur la partie la plus reculée du ligament, une ligature au catgut peu serrée, destinée à provoquer en ce point des adhérences.

Il est préférable aussi, pour ne pas courir le risque de blesser le péritoine, de ne pas réséquer l'extrémité du ligament rond. Enfin les précautions antiseptiques les plus rigoureuses devront toujours être prises.

Le raisonnement indique que l'opération d'Alexander, pratiquée avec méthode et avec les précautions antiseptiques, doit être peu dangereuse pour la vie des opérées. Manrique, qui a relevé 124 opérations de ce genre, ne trouve, en effet, qu'un cas de mort, soit une mortalité de 0,8 o/o. La mort, dans ce cas, a été occasionnée par l'infection purulente.

W. A. Duncan (1), dit avoir entendu parler de 7 cas de mort à la suite de l'opération d'Alexander. Si l'on fait entrer en ligne de compte ces 7 cas, on arrive à un total de 8 morts sur 131 opérations, soit une mortatalité de 6,1 o/o. Mais nous n'avons aucun détail sur les 7 cas dont parle Duncan, et l'on pourrait même élever des doutes sur leur authenticité.

L'opération d'Alexander expose-t-elle la femme à la hernie inguinale? Chez deux de ses opérées, Imlach a craint la production d'une hernie et a prescrit un bandage préventif. Mais Imlach s'était contenté de fixer le ligament rond à un seul des piliers. On comprend que, de cette façon, le canal inguinal ait été moins bien bouché. D'ailleurs, je ne sache pas que des hernies aient

____

(1) W. A. Duncan (*British med. Journal*, 5 septembre 1885).

été observées par d'autres chirurgiens à la suite de l'opération d'Alexander.

Par contre, les opérées se plaignent quelquefois d'envies fréquentes d'uriner. C'est qu'en effet la situation nouvelle, donnée à l'utérus par l'opération, peut gêner le développement de la vessie. Il est même indiqué, pour ce motif, de sonder les femmes pendant les premiers jours qui suivent l'opération, de manière à éviter, durant cette période critique, toute tension sur les ligaments ronds.

Ajoutons que l'on possède plusieurs exemples de grossesses ayant évolué normalement après une opération d'Alexander.

III

Il me reste à étudier les résultats thérapeutiques fournis par cette opération.

Sur les 124 cas rassemblés par Manrique, il est arrivé 7 fois que l'on n'ait pu mobiliser les ligaments ronds, après les avoir trouvés dans le canal inguinal. Dans 6 cas, on n'a raccourci qu'un seul ligament, l'autre ayant été cassé ou n'ayant pas été rencontré. Enfin, dans 7 cas, la déviation utérine s'est reproduite, bien que le raccourcissement des ligaments eût été mené à bonne fin.

Si nous additionnons ces insuccès complets ou partiels, nous arrivons à un total de 20 insuccès thérapeutiques sur 124 opérations, soit une proportion de 16 o/o. Mais il faut remarquer qu'un certain nombre de ces insuccès tiennent à une faute opératoire, tandis que d'autres sont imputables à ce que l'opération a été entreprise, alors qu'elle n'était pas indiquée.

En effet, suivant la remarque de Schultze (1), on distingue, au point de vue thérapeutique, deux grandes classes de déviations utérines: les unes résultent de fixations anormales de l'utérus, les autres sont dues au relâchement des moyens de fixation normaux de l'organe.

Il est évident que l'opération d'Alexander est contre-indiquée dans les cas appartenant à la première catégorie. Des adhérences plus ou moins anciennes ou des processus inflammatoires sont alors la cause de la déviation ; on n'aura chance de guérir celle-ci qu'en s'attaquant à cette cause.

Si, au contraire, la déviation est due au relâchement des moyens de fixation de l'utérus, il est généralement facile de replacer la matrice dans sa position normale. Dès lors, on peut songer à l'opération d'Alexander pour assurer le maintien de l'organe dans cette situation.

C'est faute d'avoir bien compris cette distinction que plusieurs opérateurs se sont exposés à des échecs.

D'ailleurs, l'opération d'Alexander ne saurait s'appliquer à toutes les déviations, qui résultent du relâchement des moyens de fixation de l'utérus. Les déviations, qu'elle peut corriger, sont: d'une part, les rétroversions et rétroflexions ; d'autre part, les prolapsus de la matrice.

(1) SCHULTZE. *Traité des déviations utérines* ; traduction de F. J. Herrgott, p. 139. Paris, 1884.

Contre les rétroversions et rétroflexions, les pessaires seuls étaient utilisés jusqu'à ces dernières années. Or, indépendamment des désagréments qu'ils occasionnent, les pessaires ont de sérieux inconvénients et sont parfois la source de réels dangers.

L'opération d'Alexander, bien faite, réussit souvent dans le cas de rétroflexion et presque toujours dans le cas de rétroversion, et les dangers, qu'elle fait courir, semblent minimes. Elle me paraît donc indiquée dans ces cas, mais à condition que la déviation utérine, dont il s'agit, soit le point de départ d'accidents sérieux. Le résultat qu'elle fournit est bien supérieur à celui des pessaires; elle évite aux femmes l'emploi de ces appareils; enfin, si elle offre un faible danger immédiat, elle met, du moins, à l'abri des complications ultérieures, que l'usage des pessaires peut faire redouter.

Pour plus de prudence, on pourra réserver l'opération d'Alexander aux cas, dans lesquels les pessaires sont mal tolérés ou ne corrigent pas la déviation.

Le prolapsus utérin, rebelle aux moyens de contention, a, depuis plusieurs années déjà, inspiré aux chirurgiens certaines opérations, ayant pour but d'opposer un obstacle à la descente de la matrice. Ces opérations ont pour objet de diminuer le calibre du vagin (*élytrorrhaphie*), ou de rétrécir l'orifice vulvaire (*épisiorrhaphie*).

L'opération d'Alexander a-t-elle, dans les cas de prolapsus, une valeur supérieure à celle de ces opérations? Il est difficile de se prononcer sur ce point.

En tout cas, le succès de l'opération d'Alexander est moins constant dans le prolapsus que dans la rétroversion ; et plusieurs chirurgiens ont cru devoir pratiquer successivement, chez la même malade, l'opération d'Alexander et l'élytro-épisiorrhaphie, opposant ainsi un double obstacle à la reproduction du déplacement.

L'opération d'Alexander est encore d'origine trop récente pour que l'on puisse formuler, à son sujet, des conclusions plus précises. Mais on peut affirmer, dès aujourd'hui, qu'elle est appelée à rendre de réels services, et qu'elle s'impose à l'attention des chirurgiens.

X

De la périnéorrhaphie.

Il est plus prudent de n'intervenir dans les ruptures complètes du périnée
qu'après la période puerpérale. — Transformations successives du manuel
opératoire de la périnéorrhaphie.— Procédé d'Emmet.— Ce procédé, simple
et rapide, a l'avantage de bien rétablir le sphincter anal.

La périnéorrhaphie n'est pas une opération nouvelle.
Ainsi que l'ont montré Herrgott et Verneuil, la suture
du périnée est clairement indiquée dans un recueil
obscur, dont l'auteur, Trotula, est antérieur à Ambroise
Paré. L'opération fut proposée de nouveau par Ambroise Paré et exécutée par un de ses élèves, Guille-
meau.

Cependant la périnéorrhaphie fut peu pratiquée ; les
insuccès nombreux décourageaient les chirurgiens. Il
fallut le Mémoire de Roux, en 1834, pour remettre la
question à l'ordre du jour.

Depuis cette époque, les procédés se sont multipliés,
les succès sont devenus plus fréquents. Dans ces dernières années, des progrès notables ont été accomplis ;
grâce à eux, aujourd'hui, les résultats de la périnéorrhaphie sont le plus souvent excellents.

Je n'ai pas l'intention de m'appesantir sur les phases
successives, qui ont marqué l'histoire de la périnéorrhaphie. Mon but est simplement d'indiquer l'état actuel
de nos connaissances.

I

Avant de parler du manuel opératoire de la périnéorrhaphie, j'ai à aborder une question préliminaire: A quelle époque doit-on pratiquer l'opération ?

Lorsque le chirurgien est consulté un certain temps après la production de la rupture du périnée, à un moment où la cicatrisation de la plaie est effectuée, cette question n'a plus grande importance. Mais s'il assiste à l'accouchement, qui amène la rupture du périnée, ou s'il est appelé immédiatement après, quelle conduite a-t-il à tenir?

Laissons de côté les ruptures incomplètes, que certains accoucheurs suturent aussitôt, tandis que d'autres en abandonnent la cicatrisation aux seuls efforts de la nature. Ces ruptures incomplètes n'ont pas des conséquences bien graves, et, d'autre part, leur guérison spontanée est fréquente.

Au contraire, les ruptures complètes du périnée, c'est-à-dire celles qui intéressent tout le périnée et le sphincter de l'anus, ont pour effet une incontinence des matières fécales et une tendance au prolapsus de l'utérus. Elles appellent donc une intervention chirurgicale ; car il ne faut pas perdre de vue que la cicatrisation de la plaie périnéale, si on l'abandonne à la nature, n'amène que très rarement la cessation des inconvénients attachés à cette lésion.

L'opération, pratiquée immédiatement après l'accouchement, a l'avantage d'épargner à la femme les infirmités, dont j'ai parlé, et de lui éviter une intervention chirurgicale ultérieure, nécessitant un nouveau séjour au lit. D'autre part, l'opération est plus simple : l'avivement est inutile, et tout se borne à l'application des sutures.

Par contre, cette manière de procéder a des inconvénients. Les parties, sur lesquelles doivent porter les sutures, sont souvent contusionnées, ecchymosées, et c'est là une cause possible d'échec. De plus, la suture risque d'être inondée par les liquides, qui s'écoulent de la matrice après l'accouchement. Une antisepsie rigoureuse permet, il est vrai, de rendre ces liquides inoffensifs ; il n'en subsiste pas moins une condition défavorable à la réunion.

Nélaton, partant de ce principe qu'au bout de quelques jours toute plaie se recouvre de bourgeons charnus allant les uns au-devant des autres, et qu'il suffit de mettre ces bourgeons en contact pour voir l'agglutination se produire, a conseillé d'appliquer les sutures au bout de six ou sept jours et de rapprocher les surfaces bourgeonnantes sans faire d'avivement.

Cette méthode a donné des succès. Récemment encore, Schwartz (1) rapportait deux cas de guérison dus à ce procédé. Dans les deux cas, il avait opéré cinq jours après l'accouchement et s'était contenté de gratter les bourgeons charnus avant de réunir.

Cependant il est à remarquer qu'à l'époque où l'on intervient, dans cette méthode, les parties génitales sont parfois encore tuméfiées ; les points de suture tra-

(1) SCHWARTZ (*Soc. de chir.*, 15 avril 1885).

versent alors des tissus enflammés, qui se coupent facilement. Mais ici, comme dans le cas où l'opération est pratiquée immédiatement après l'accouchement, les inconvénients les plus sérieux résident dans la présence des liquides, qui s'écoulent de l'utérus, et dans la concomitance possible d'accidents puerpéraux.

Bien que ces derniers inconvénients soient moins à redouter lorsque quelques jours séparent l'opération de l'accouchement, beaucoup de chirurgiens préfèrent attendre que la période puerpérale soit complétement passée ; la plaie périnéale se trouve alors cicatrisée au moment de l'intervention chirurgicale.

Cette conduite est plus prudente ; et pourtant l'on ne saurait condamner d'une façon absolue l'opération entreprise immédiatement après l'accouchement ou quelques jours plus tard. Seulement, dans ces derniers cas, les précautions antiseptiques les plus minutieuses sont plus que jamais de rigueur. Le moindre manquement à ce sujet aurait des conséquences fâcheuses.

II

Le manuel opératoire de la périnéorrhaphie a subi, depuis un demi-siècle, des transformations nombreuses, qu'il m'est impossible de passer en revue. Je me contenterai de citer les plus importantes.

Roux a insisté surtout sur les services rendus par la suture enchevillée.

Dieffenbach, pour prévenir le tiraillement des parties affrontées, a conseillé de pratiquer, sur les côtés du périnée, deux incisions parallèles à la ligne de suture.

Puis sont venus des procédés autoplastiques, fondés sur le principe suivant : décoller la muqueuse de la paroi postérieure du vagin, et s'en servir pour protéger la suture périnéale contre l'action nuisible des liquides utérins et vaginaux. Le procédé de Langenbeck et celui de Richet sont basés sur cette idée.

Demarquay a fait remarquer que, dans les procédés à lambeau vaginal, les parties suturées, protégées contre le contact des mucosités venant du vagin, peuvent être baignées en arrière par les mucosités rectales et par les matières fécales. Il a songé à utiliser le lambeau rectal, résultant du dédoublement de la cloison recto-vaginale, et à lui faire jouer un rôle de protection analogue à celui qui est assigné au lambeau vaginal. Le procédé de Le Fort rentre dans la même catégorie que celui de Demarquay.

D'autres chirurgiens ont laissé de côté les procédés autoplastiques, mais ont ajouté aux sutures sur la ligne périnéale des sutures vaginales et des sutures rectales. Simon, Hegar, Hildebrandt ont opéré de cette façon.

Verneuil s'est contenté de deux rangées de sutures, l'une sur la ligne périnéale, l'autre du côté du vagin. Ce procédé ne touche pas à la muqueuse rectale ; par contre, il avive largement la muqueuse vaginale, comme s'il s'agissait d'une fistule vésico-vaginale. Les sutures, faites avec des fils d'argent, sont placées à 5 ou 6 millimètres les unes des autres du côté du vagin, et distantes de 1 centimètre sur la ligne périnéale.

On le voit, les méthodes tendaient à se simplifier. Les incisions libératrices de Dieffenbach étaient laissées de côté ; l'autoplastie était abandonnée. Cependant les succès étaient plus nombreux ; l'opération avait plus rarement pour conséquence des trajets fistuleux, tels que des fistules recto-vaginales, par exemple.

Aujourd'hui, nous connaissons un moyen encore plus simple et au moins aussi efficace d'obtenir la guérison des ruptures complètes du périnée ; je veux parler du procédé d'Emmet.

Emmet, élève de Sims, emploie, comme son maître, la suture entrecoupée à fils d'argent. Les points de suture sont peu nombreux (de trois à cinq) et portent tous sur la ligne périnéale. L'avivement dessine la forme d'un papillon aux ailes déployées et dont le corps correspondrait à la cloison. Enfin, dans l'application des sutures, on opère d'arrière en avant (de bas en haut, si l'on suppose la femme dans la position nécessitée par l'opération), et le premier fil, le plus rapproché du rectum, doit contourner exactement la limite postérieure (inférieure quand la femme est couchée) de la déchirure, afin de ramener en contact les fibres du sphincter.

La disposition de ce fil est de la plus grande importance. Au lieu de rester dans un plan antérieur à l'ouverture anale, il dépasse en arrière ce plan. Enfoncé à un centimètre en dehors de la surface d'avivement, il chemine d'abord d'arrière en avant et de bas en haut, parallèlement à la solution de continuité, puis s'incurve en dedans et passe dans l'épaisseur de la cloison, pour suivre du côté opposé un trajet symétrique. Il décrit ainsi un véritable fer à cheval, et Emmet a fait construire une aiguille spéciale, pour pouvoir d'un seul coup contourner entièrement la surface d'avivement.

Les autres points de suture sont menés d'une façon analogue. Si l'on se rappelle que l'avivement est disposé en forme de papillon, on comprendra que les fils, une fois fixés, appliquent les surfaces cruentées ensemble comme sont appliqués les bords d'une bourse, dont on serre le cordon.

Le procédé d'Emmet a l'avantage de bien rétablir le sphincter anal. On l'a même accusé d'exagérer cet effet. Verneuil, en 1876, à la Société de chirurgie, Kirmisson (1), en 1885, ont soutenu que le fil postérieur risque de produire une saillie des parties molles, un éperon au-devant de l'anus et, par conséquent, un rétrécissement de cet orifice. Ce reproche ne semble pas fondé. Terrillon, dans son rapport sur le travail de Kirmisson, affirme, au contraire, d'après son expérience personnelle, que cet éperon rend le sphincter plus solide et plus sûr, et qu'il s'efface quelques mois après la guérison. Il ne faut pas oublier, d'ailleurs, que d'autres méthodes arrivent parfois à reconstituer le plancher périnéal sans rendre au sphincter anal l'intégrité de ses fonctions.

Un autre avantage de ce procédé consiste dans sa simplicité et sa rapidité. Verneuil (2), qui a abandonné récemment son procédé pour adopter celui d'Emmet,

(1) KIRMISSON (*Soc. de chir.*, 15 avril 1885).
(2) VERNEUIL (*Soc. de chir.*, 15 avril 1885).

fait remarquer que ce dernier procédé lui a permis, en vingt minutes et avec cinq points de suture, d'obtenir des résultats semblables à ceux que précédemment il ne réalisait qu'à l'aide de quinze à vingt points de suture et au bout d'une heure d'opération.

Quel que soit le procédé employé, la périnéorrhaphie doit être pratiquée entre deux périodes menstruelles et le plus loin possible de chacune d'elles. On purgera la malade la veille de l'opération, puis, au moyen de l'opium, on maintiendra la constipation.

Quand, au bout de quelques jours, il ne sera plus possible de s'opposer aux garde-robes, on aura soin d'administrer des lavements huileux et des purgatifs légers, de manière à éviter toute pression vive sur les parties fraîchement suturées. Il sera prudent aussi de laisser dans la vessie une sonde à demeure en caoutchouc.

Enfin on insistera sur les précautions antiseptiques, d'autant plus nécessaires ici qu'il s'agit de lutter contre l'action nuisible des sécrétions et excrétions de la région. On fera donc, après comme avant l'opération, des lavages antiseptiques de la cavité vaginale. De la gaze iodoformée, froissée entre les doigts, sera placée dans l'orifice vulvaire et à l'entrée du vagin et de l'anus.

Ajoutons que les fils à suture, dans le procédé d'Emmet, sont laissés en place pendant une huitaine de jours.

Le procédé d'Emmet tend de plus en plus à être adopté par la généralité des chirurgiens, l'expérience ayant prouvé qu'il fournit des succès presque constants.

On le voit, l'histoire de la périnéorrhaphie a passé par des phases analogues à celles qu'ont présentées bien des opérations chirurgicales. Les insuccès nombreux des premiers procédés employés ont amené les chirurgiens à compliquer le manuel opératoire, jusqu'au moment où une méthode simple, réalisant l'indication principale, est venue se substituer aux autres procédés. Ce n'est pas à dire que la question soit résolue d'une façon définitive ; mais, après les progrès actuels, elle me semble bien près de recevoir sa solution.

XI

La laparo-élytrotomie.

La laparo-élytrotomie a pour but, en cas d'obstacle à l'accouchement par les voies naturelles, l'extraction du fœtus par l'abdomen, sans incision ni du péritoine, ni de l'utérus ; on fait passer l'enfant par la partie supérieure du vagin. — Historique. — Manuel opératoire. — Accidents. — La laparo-élytrotomie ne semble pas appelée à détrôner l'opération césarienne.

I

La *laparo-élytrotomie* est une opération applicable aux cas de grossesse, dans lesquels l'accouchement par les voies naturelles est impossible. Elle a pour but l'extraction de l'enfant par l'abdomen, sans incision ni du péritoine, ni de l'utérus ; c'est par la partie supérieure du vagin que l'on fait passer le fœtus.

Il ne s'agit donc pas d'une opération chirurgicale, dans le sens étroit qu'on attache à cette expression, mais bien d'une opération obstétricale. Cependant cette tentative, par sa nature spéciale et par les particularités de son manuel opératoire, est intéressante pour le chirurgien ; c'est à ce titre que je vais l'étudier.

L'idée de la laparo-élytrotomie date du début de notre siècle. La première opération de ce genre fut pratiquée par Ritgen, en 1821. Ritgen ne tarda pas à être imité par Baudelocque neveu. Mais ces tentatives furent malheureuses, et la laparo-élytrotomie tomba dans le plus complet discrédit.

Rejetée en Europe, l'opération fut reprise, en 1870, en Amérique, par Gaillard Thomas, qui crut en être l'inventeur. Elle fut répétée par un certain nombre de chirurgiens américains; mais, en Europe, on persista à l'écarter, et c'est à peine si on compte quelques rares laparo-élytrotomies pratiquées en Angleterre.

En France, cette opération, bien que recommandée par Budin et par son élève Masson (Thèse de Paris, 1878), n'a été faite qu'une seule fois, en 1885, par J. Poullet, de Lyon.

Une thèse récente, présentée à la Faculté de médecine de Nancy par Clarke (1), réunit les documents relatifs à cette question. Je ferai de nombreux emprunts à cet important travail.

II

Lorsque, dans un cas déterminé, la laparo-élytrotomie est décidée en principe, il est indiqué de pratiquer l'opération peu de temps après le début du travail, c'est-à-dire avant la rupture de la poche des eaux ou immédiatement après cette rupture, quand la dilatation est complète ou que le col est dilatable.

La plus stricte antisepsie est de rigueur, et l'on aura soin de vider préalablement le rectum par un lavement ou un purgatif et la vessie par le cathétérisme. On n'oubliera pas de faire dans le vagin des injections antiseptiques.

(1) CLARKE. *Contribution à l'étude de la laparo-élytrotomie.* Thèse de Nancy, 1887.

L'opération peut être pratiquée indistinctement à gauche ou à droite. Le chirurgien incise la paroi abdominale suivant une ligne parallèle au ligament de Fallope ; cette ligne, passant à un ou deux centimètres au-dessus du ligament, part de l'épine du pubis pour aboutir aux environs de l'épine iliaque antéro-supérieure. Sa longueur doit être de 15 à 17 centimètres. En effet, la tête du fœtus, qui doit passer à travers cette plaie, présente, au niveau de son plus petit diamètre, c'est-à-dire du diamètre sous-occipito-bregmatique, une circonférence de 30 à 34 centimètres ; les deux lèvres d'une incision de 15 à 17 centimètres pourront donc, en s'écartant, laisser passer la tête suivant cette circonférence minima.

Après avoir incisé les diverses couches de la paroi abdominale, moins le péritoine, on décolle la séreuse de la fosse iliaque interne, en se dirigeant vers l'insertion du vagin au col de l'utérus. Ce décollement est facile et se trouve même déjà en partie effectué par le seul fait du développement de l'utérus gravide. Si, suivant le conseil de Poullet, on n'opère qu'après dilatation complète du col, le décollement est encore plus avancé par l'effet de l'ascension du segment inférieur de l'utérus au-dessus du détroit supérieur.

Le troisième temps de l'opération consiste dans l'incision de la paroi vaginale. Pour pratiquer cette incision, on fait saillir la paroi en introduisant dans le vagin deux doigts de la main gauche, ou bien une sonde en acier, ou encore une cuiller de forceps.

Quel est l'endroit précis, où l'opérateur devra faire

l'incision? Les organes, que l'on risque de léser dans cette région, sont l'artère utérine et l'uretère, et il importe surtout de ne pas blesser ce dernier. Ces organes, par le fait de la grossesse, se trouvent élevés au-dessus de leur situation normale; mais, ainsi qu'il résulte des recherches de Polk, en dépit de cette élévation, ils restent au-dessous du plan du détroit supérieur.

Si donc on faisait l'incision au-dessous de l'uretère, il arriverait, au moment de l'extraction de l'enfant, que l'uretère serait repoussé en haut et en dedans au-dessus du détroit supérieur, situation dans laquelle il subirait une distension forcée; l'artère utérine serait soumise à une distension semblable. Si, au contraire, on pratique l'incision vaginale au-dessus de l'uretère, ce dernier et l'artère utérine sont légèrement repoussés en bas et en dehors et ne subissent qu'un faible déplacement.

Il résulte de là qu'il est indiqué de pratiquer l'incision vaginale au-dessus de l'uretère. On conseille de la faire le plus près possible de l'insertion du vagin sur le col de l'utérus. D'après Polk, on est sûr de ne pas blesser l'uretère, si on ne s'écarte pas de plus de 2 centimètres du point de jonction du vagin avec le col de l'utérus.

Il ne suffit pas de faire une boutonnière à la paroi vaginale; il faut agrandir l'incision, de manière à ce qu'elle permette l'introduction de la main. Généralement, on agrandit la plaie à l'aide des doigts; mais la direction, suivant laquelle on a fait cette déchirure, a varié avec les opérateurs. Garrigues, d'après des expériences cadavériques, est arrivé à conclure que la déchirure transversale risque de blesser la vessie, et qu'avec la déchirure longitudinale on n'évite pas toujours cet accident. Aussi recommande-t-il de donner à la déchirure une direction oblique en haut et en arrière, parallèlement au plan du détroit supérieur.

L'extraction de l'enfant constitue le dernier temps de l'opération. Tandis qu'un aide incline fortement l'utérus du côté opposé à la plaie opératoire, le chirurgien, profitant de l'ouverture qu'il a pratiquée, cherche à pénétrer dans la cavité utérine et fait la version, si elle est possible. Sinon, il a recours à l'extraction par le forceps.

Enfin, après avoir nettoyé la plaie avec soin, on place un drain dans le trajet abdomino-vaginal et on suture la paroi abdominale, sauf dans le point où passe le drain. Il est inutile d'ajouter que les pansements devront être faits suivant les règles de la méthode antiseptique.

III

La laparo-élytrotomie peut, dans certains cas, être exécutée très rapidement; ainsi une des opérations de Skene n'a duré que dix minutes. Mais des accidents opératoires sont possibles.

Des hémorrhagies graves sont survenues au cours des laparo-élytrotomies pratiquées par Ritgen et Baudelocque neveu. Si l'on fait abstraction de ces cas très

anciens, on ne trouve plus mentionnées que des hémorrhagies faciles à arrêter.

Dans le cas de Poúllet, au moment de l'extraction
du fœtus par le forceps, le péritoine décollé fut accro-
ché par l'une des branches de l'instrument et déchiré,
et l'intestin fit hernie à travers la déchirure. Bien que
l'opérateur eût fait la suture de la séreuse, il se déclara
une péritonite aiguë, qui enleva la malade.

Enfin un accident qui a été fréquent est la blessure
de la vessie, et plusieurs fois le chirurgien n'a eu connaissance de cette lésion qu'en constatant ultérieurement l'existence d'une fistule vésico-vaginale. Il faut
donc supposer que parfois la vessie ne se déchire qu'au
moment du passage du fœtus. Sur un total de 5 laparo-
élytrotomies couronnées de succès, la blessure de la
vessie a été observée quatre fois. Mais un seul de ces
cas a nécessité une opération ; dans les trois autres,
la fistule vésico-vaginale a guéri spontanément.

Quel est le degré de gravité de la laparo-élytrotomie ? Clarke a réuni 14 opérations de ce genre faites
du vivant des malades, et, si l'on ne considère que les
résultats bruts, on constate que les enfants ont été retirés vivants chaque fois qu'il n'avaient pas succombé
avant l'intervention ; par contre, 9 mères sont mortes
et 5 seulement ont guéri, ce qui équivaut à une mortalité de 64 o/o.

Ces chiffres ne sont pas encourageants, mais ils de-
mandent à être analysés. Les 9 cas de mort comprennent 3 opérations faites au début du siècle, à une époque où les règles de la laparo-élytrotomie n'étaient pas

encore connues. Il serait donc injuste de faire entrer en ligne de compte ces 3 opérations.

Six autres malades sont mortes après la laparo-ély-trotomie. L'une d'elles, atteinte de pneumonie avant l'opération, a été opérée in extremis et uniquement dans l'intérêt de l'enfant. Trois autres malades étaient épuisées, au moment de l'intervention chirurgicale, par la longueur du travail et par des manœuvres obstétri-cales répétées, telles que des applications de forceps, la version, la crâniotomie, la céphalotripsie. Une femme, opérée par Hime, était très affaiblie par un cancer de la paroi recto-vaginale, accompagné de diarrhée per-sistante, et par des vomissements incoercibles, dont le début remontait à quarante-huit heures. Enfin le der-nier cas de mort concerne l'opérée de Poullet, dont j'ai parlé déjà, et chez laquelle est survenue une déchirure du péritoine.

Clarke, partisan convaincu de la laparo-élytrotomie, estime que l'opération ne peut être considérée comme responsable de la terminaison fatale dans ces neuf cas ; car, dans quatre d'entre eux (les trois observa-tions anciennes et l'observation de Poullet), la mort est le résultat de fautes ou d'accidents opératoires, et, dans les cinq autres, l'état des femmes était déplorable avant l'intervention chirurgicale. Clarke arrive ainsi à ne considérer comme valables que les cinq opéra-tions couronnées de succès, et la mortalité tombe à zéro.

Cette manière d'interpréter les chiffres ne saurait soutenir la discussion. Tout ce que l'on peut concéder, c'est que la laparo-élytrotomie, pratiquée dans de bonnes conditions et sans faute opératoire, a fourni jusqu'à présent des résultats constamment favorables.

Quelle est la valeur de la laparo-élytrotomie, comparée aux autres opérations que l'on peut lui substituer? Les documents, que nous possédons, ne nous permettent pas de prononcer sur ce point un jugement définitif.

Lorsqu'il existe, chez une femme, un rétrécissement du bassin, que le fœtus ne peut franchir vivant, deux méthodes sont en présence : celle qui sacrifie l'enfant, dans l'espoir de sauver plus sûrement la mère, et celle qui cherche à sauver à la fois la mère et l'enfant. Je n'ai pas à faire ici le parallèle des deux méthodes; je suppose qu'on s'est décidé en faveur de la seconde. Mais il reste à savoir avec quelle opération on a le plus de chances d'atteindre le but que se propose cette méthode.

Trois opérations s'offrent à l'accoucheur : l'opération césarienne, l'opération de Porro et la laparo-élytrotomie.

L'opération de Porro, ou opération césarienne suivie de l'amputation utéro-ovarique, a donné une mortalité de 56 à 59 o/o et tend a être abandonnée par les accoucheurs.

Au contraire, l'opération césarienne a été récemment l'objet de perfectionnements, qui en ont singulièrement amélioré le pronostic. La plus importante de ces modifications est celle qu'a imaginée Sænger, et qui consiste à chercher à obtenir, par une double suture du tissu utérin et du péritoine, une réunion par première intention de la plaie de l'utérus.

Avec l'opération césarienne, pratiquée suivant la méthode de Sænger, la mortalité des mères est tombée à 22,5 o/o, et même à 10 o/o si l'on ne considère que les opérations les plus récentes. Bien plus, sur un total de 16 opérations pratiquées par Sænger et par Léopold, à Leipzig et à Dresde, il y a eu 16 enfants vivants et 15 guérisons pour les mères, soit une mortalité de 6,25 o/o seulement.

La laparo-élytrotomie est-elle destinée à détrôner l'opération de Sænger? Cela me paraît peu probable, et il semble que l'avenir appartienne à l'opération césarienne, améliorée encore par des perfectionnements nouveaux.

Cependant la laparo-élytrotomie méritait d'être mieux accueillie qu'elle ne l'a été, surtout quand on songe que l'opération de Porro, au même moment, était adoptée par la plupart des accoucheurs. Skene, cherchant la cause de cette indifférence des accoucheurs à l'endroit de la laparo-élytrotomie, a cru la trouver dans ce fait que celle-ci ressemble beaucoup plus à une opération chirurgicale qu'à une opération obstétricale. C'est précisément pour ce motif que j'ai donné une place à la laparo-élytrotomie dans ces études de thérapeutique chirurgicale.

CHAPITRE IV

MEMBRES

I

Du traitement des fractures de la rotule.

Méthodes nouvelles. — Le massage de l'articulation du genou ne paraît pas donner des résultats brillants. — Suture des fragments rotuliens. — Ponction de la jointure. — Dans les fractures simples et récentes, la ponction semble donner des résultats fonctionnels meilleurs que la suture, et elle n'expose pas, comme cette dernière, à des accidents mortels. — La suture est indiquée dans les fractures compliquées de plaies ; dans les fractures consolidées d'une façon vicieuse, elle est seule applicable, bien que ses résultats laissent à désirer.

1

Il est peu de questions qui aient passé par des phases aussi diverses que celle du traitement des fractures de la rotule. A mesure que la science progresse, les méthodes se multiplient, et l'accord entre les chirurgiens ne semble pas près de se réaliser.

Je ne parlerai pas des méthodes anciennes, que beaucoup de chirurgiens emploient encore d'une manière exclusive. On sait qu'elles ne font courir aucun danger au malade, si l'on excepte toutefois les griffes de Malgaigne. Par contre, le sujet conserve souvent une infirmité plus ou moins marquée.

C'est cette considération qui a poussé les chirurgiens à essayer des méthodes nouvelles, dont les plus importantes sont: la ponction de l'articulation du genou, la suture des fragments rotuliens, le massage de la jointure.

Cette dernière méthode, imaginée par Mezger, a été exposée, à la première session du Congrès français de chirurgie (séance du 8 avril 1885), par Tilanus (d'Amsterdam).

Elle consiste à combattre, le premier jour, l'hémarthrose et la douleur par le repos et les compresses froides. Le lendemain, on pratique une compression élastique de la jointure, et bientôt on commence le massage à l'aide d'une main, en ayant soin de fixer le fragment supérieur de la rotule avec l'autre main. On ne tarde pas à imprimer des mouvements à l'articulation du genou, et, au bout de huit jours, le malade commence à marcher. Après quinze jours, d'après Tilanus, la marche est aussi facile qu'elle l'est après deux mois dans les cas traités par le repos.

A l'appui de sa communication, Tilanus a cité six cas de fractures de la rotule traités par le massage. La durée moyenne du traitement a été de quarante jours. La distance entre les fragments, parfois nulle, a été, en moyenne, de moins d'un centimètre dans l'extension du membre et de deux centimètres dans la flexion.

Cette méthode ne semble pas avoir été suivie par beaucoup de chirurgiens, si l'on en juge par le petit nombre de documents publiés sur la matière. Mais les résultats de Tilanus ne me paraissent pas assez brillants pour entraîner les convictions.

Le traitement des fractures par le massage, traitement qui n'a pas été réservé exclusivement aux fractures de la rotule, supprime l'immobilisation. En dépit des assertions de chirurgiens autorisés, il heurte de front nos idées actuelles ; et, bien que la chirurgie contemporaine ait été féconde déjà en surprises, je doute fort que ses progrès aboutissent à cette étrangeté : la suppression de l'immobilisation dans le traitement des fractures.

Je n'insisterai pas davantage sur le massage, pour passer à l'examen des deux autres méthodes, que j'ai citées : la suture des fragments et la ponction de l'articulation du genou.

II

La suture des fragments, conseillée déjà au dix-septième siècle par Séverin, semble avoir été pratiquée, pour la première fois, en 1834 seulement par Rhea-Barton, dont le malade succomba. Cette opération, alors entourée de dangers, ne pouvait devenir acceptable qu'avec le secours de la méthode antiseptique.

Elle fut faite de cette façon, en 1877, par Cameron et par Lister, et leur exemple ne tarda pas à être suivi par de nombreux chirurgiens.

L'incision des parties molles a été dirigée tantôt longitudinalement, tantôt transversalement. L'incision transversale facilite l'opération, mais expose à des adhérences entre l'os et la cicatrice cutanée, adhérences qui peuvent gêner la flexion du genou.

Une fois l'incision pratiquée, on enlève le sang qui remplit l'articulation, et on lave celle-ci avec une solution antiseptique. Puis on procède, à l'aide d'un perforateur, au forage des trous, par lesquels doivent passer les fils.

Les partisans de l'incision longitudinale se contentent d'un seul fil placé sur la ligne médiane. Ceux, qui ont recours à l'incision transversale, mettent généralement deux fils. D'ailleurs, les trous sont percés, soit directement d'avant en arrière, les fils passant alors dans l'intérieur de la jointure, soit obliquement, de manière à ce que les fils ne pénètrent pas dans la cavité articulaire. Lorsque le fragment inférieur est très petit, certains chirurgiens, craignant de le faire éclater, préfèrent l'éviter et passer le fil à travers le ligament rotulien.

La nature des fils employés a varié suivant les opérateurs : les fils métalliques, la soie, le catgut ont été essayés. On se sert surtout des fils d'argent.

Une fois les fils en place, on assure le drainage avant de rapprocher les fragments. Lister passe un drain à travers la partie la plus déclive de la face externe de l'articulation. D'autres chirurgiens se contentent de placer des drains dans la jointure, au niveau de la plaie. Quelques-uns se sont abstenus de tout drainage ; mais cette conduite est au moins imprudente.

Il ne reste plus qu'à rapprocher les fragments et à tordre les fils. En général, on abandonne ceux-ci dans les tissus : à cet effet, on les coupe très court et on les martèle, de façon à les incruster dans la rotule. Quant à la suture dès parties molles, elle n'est pas pratiquée par tous les chirurgiens.

Enfin, après avoir fait le pansement, on place le membre dans un appareil, qui l'immobilise dans l'extension. Mais on ne tarde pas trop longtemps à commencer à imprimer des mouvements passifs à l'articulation.

Lorsqu'il s'agit d'une fracture ancienne, l'opération présente parfois de grandes difficultés. On est obligé d'aviver les surfaces fracturées, et, pour amener les fragments en contact, on peut être conduit à des débridements plus ou moins étendus et même à la section transversale du triceps.

Avant d'examiner les résultats donnés par la suture osseuse, je dirai quelques mots de la ponction du genou dans les fractures de la rotule.

L'opération doit être pratiquée le plus tôt possible après l'accident. Elle se fait soit avec un simple trocart, soit plutôt à l'aide d'un appareil aspirateur. Après l'évacuation du sang contenu dans l'articulation, il est bon, selon moi, de faire un lavage antiseptique de la jointure ; on parvient ainsi à la vider plus sûrement, tout en modifiant favorablement ses parois.

Certains chirurgiens appliquent ensuite un appareil compressif, qu'ils enlèvent au bout de quelques jours. D'autres opérateurs ont recours immédiatement à l'appareil, dont ils comptent se servir jusqu'à guérison, et cet appareil varie suivant les préférences de chacun.

Schede place d'abord sur les fragments des bandelettes agglutinatives, dont les unes attirent en bas le fragment supérieur et vont se croiser sur le mollet ou dans le creux du jarret, tandis que les autres, dirigées en sens inverse, agissent sur le fragment inférieur. Puis tout le membre est enveloppé d'un bandage roulé en flanelle, très serré. Le tout est recouvert par un appareil plâtré, allant du pied à la hanche.

Il est essentiel de renouveler complétement l'appareil tous les huit ou dix jours. En effet, après la ponction, il se reforme un épanchement articulaire, qui se résorbe ensuite rapidement ; et, d'autre part, les fractures de la rotule sont suivies souvent d'un gonflement œdémateux passager des parties molles voisines et d'une atrophie plus ou moins marquée du membre fracturé. De là des changements de volume très sensibles.

A l'appareil de Schede je préfère le suivant, qui m'a donné d'excellents résultats. Immédiatement après la ponction aspiratrice et le lavage phéniqué de la jointure, j'applique sur le membre une gouttière plâtrée, embrassant le pied et remontant jusqu'à la partie supérieure de la cuisse. Cette gouttière laisse à nu toute la partie antérieure du genou. Un coussinet, constitué par un pelotonnement de diachylon, est placé au-dessus du bord supérieur du fragment supérieur ; un second coussinet semblable embrasse inférieurement le fragment inférieur. Les fragments sont maintenus rapprochés à l'aide de bandelettes de diachylon, disposées comme dans l'appareil de Schede, mais qui prennent point l'appui, d'une part sur les coussinets, d'autre part sur la gouttière plâtrée. Enfin on élève le membre tout entier, de manière à fléchir la cuisse sur le bassin et à amener le relâchement du triceps.

Cet appareil a l'avantage, en laissant la région fracturée à découvert, de permettre une surveillance de tous les instants. En cas de besoin, il est facile de desserrer ou de resserrer les bandelettes de diachylon.

III

Étudions maintenant les résultats comparatifs fournis par la suture osseuse et par la ponction, suivie ou non du lavage antiseptique de l'articulation. Les chiffres qui suivent sont empruntés à un travail de Ruotte (1).

Je laisse de côté les fractures avec plaie, et je considère d'abord les fractures simples et récentes. J'écarte, d'ailleurs, pour les deux méthodes, les cas traités sans le secours des précautions antiseptiques.

Sur un total de 45 fractures simples et récentes de la rotule, traitées par la suture osseuse, on compte

(1) Ruotte. *Étude sur le traitement des fractures transversales de la rotule*, Thèse de Nancy, 1886.

2 morts et 8 cas dans lesquels le genou a suppuré. La mort a été due une fois à l'intoxication phéniquée, une autre fois à l'infection purulente.

Dans les cas où le résultat final est indiqué, on note 16 cals osseux, 6 cals fibreux, 7 cals solides, mais dont la nature n'est pas spécifiée. Par contre, 5 fois le genou est resté ankylosé, et 3 fois une forte raideur de l'articulation a persisté.

En tenant compte de tous les éléments, le résultat fonctionnel a été considéré comme bon 32 fois ; 3 fois il a été assez bon, 6 fois passable et 1 fois absolument mauvais.

La ponction du genou, faite antiseptiquement, avec ou sans lavage de l'articulation, n'a jamais été suivie, sur un total de 18 cas, ni de mort, ni de suppuration de la jointure.

Comme résultat final, on a noté 5 cals osseux, 4 cals fibreux, 2 cals solides dont la nature n'est pas spécifiée. Dans un cas, il n'y a eu aucune réunion. Je fais abstraction, dans ces chiffres, des cas dans lesquels on a pratiqué, outre la ponction du genou, soit la section sous-cutanée du tendon du droit antérieur, soit la suture du périoste, soit la ligature des fragments par le procédé de Kocher.

Au point de vue fonctionnel, le résultat a été bon 11 fois et mauvais 1 fois.

Si nous comparons les deux statistiques, la comparaison est tout à l'avantage du traitement par la ponction. Autant qu'il est possible d'en juger d'après les chiffres précédents, le résultat fonctionnel semble meilleur après ce traitement. En tout cas, s'il peut y avoir doute sur ce point, il ne saurait y en avoir sur les dangers respectifs, que font courir aux malades les deux méthodes : la ponction est inoffensive, à moins de faute grave de la part du chirurgien ; la suture expose à des accidents mortels, pour peu que l'antisepsie ne soit pas absolument rigoureuse.

Cette considération me paraît décisive. Si les audaces chirurgicales sont légitimes lorsqu'il s'agit de sauver la vie d'un malade, elles ne sauraient se justifier en face d'une lésion, qui ne met en rien ses jours en péril, et qui est susceptible d'une terminaison aussi favorable par des traitements dépourvus de danger.

A-t-on affaire à une fracture de la rotule compliquée de plaie ouvrant l'articulation ? La situation est toute différente. La suture est indiquée, car elle n'ajoute rien à la gravité de la lésion.

Enfin, dans les fractures de la rotule consolidées d'une façon vicieuse, la suture des fragments est la seule méthode qui ait chance de fournir des succès. Mais cette opération, aussi grave que dans le cas de fracture récente, donne des résultats manifestement moins bons.

Sur un total de 40 fractures anciennes de la rotule, opérées ainsi avec le secours des précautions antiseptiques, on compte 3 morts et 9 cas de suppuration du genou. Dans un cas, l'opération a été abandonnée, le rapprochement des fragments ayant été impossible.

L'ankylose du genou a été observée 8 fois, et dans 9 autres cas il a subsisté une forte raideur articulaire.

Le résultat fonctionnel final a été bon dans 16 cas et semblait devoir l'être encore dans 2 autres cas. Il a été assez bon 4 fois, passable 12 fois et absolument mauvais 2 fois.

Ces résultats laissent à désirer et sont de nature à faire hésiter. En tout état de cause, l'intervention ne serait justifiée que si l'on se trouvait en présence d'une infirmité très prononcée, rendant le sujet réellement impotent, ne se modifiant pas avec le temps et ne pouvant être corrigée par un appareil prothétique. Enfin il serait indispensable que le malade fût informé, au préalable, des conséquences possibles de l'opération.

L'arthrectomie du genou.

Les résultats éloignés de la résection du genou sont peu satisfaisants chez
l'enfant. — Dans l'arthrite tuberculeuse du genou, aussi bien chez l'adulte
que chez l'enfant, Volkmann pratique de préférence l'arthrectomie, c'est-à-
dire l'extirpation de la capsule. — Manuel opératoire. — Avantages attri-
bués à la méthode.

I

Les résultats éloignés de la résection du genou, chez
l'enfant, sont, en général, peu satisfaisants. Le raccourcissement du membre inférieur est souvent considérable, et il peut arriver, de plus, que celui-ci se
dévie peu à peu dans le sens de la flexion, au niveau
de l'articulation réséquée.

On sait, par les recherches d'Ollier, que l'accroissement du fémur se fait surtout par son cartilage épiphysaire inférieur, à tel point que, sur 28 centimètres, qui
représentent l'accroissement moyen du fémur à partir
de l'âge de quatre ans, vingt et un dépendent du cartilage
épiphysaire inférieur et sept seulement du cartilage
supérieur. D'autre part, le cartilage de conjugaison
supérieur du tibia est plus actif que l'inférieur.

Il résulte de là que toute résection du genou, qui, chez
un enfant, dépasse les limites des cartilages épiphysaires,
compromet gravement le développement ultérieur du

membre ; à mesure que l'enfant grandit, l'inégalité de longueur des deux membres inférieurs s'accentue de plus en plus.

Cette conséquence, indiquée par la théorie, a été vérifiée bien souvent par les chirurgiens. En 1858, Broca signalait à la Société de chirurgie le cas d'un enfant opéré par Syme ; le raccourcissement, qui n'était primitivement que de 5 centimètres, avait triplé lorsque l'enfant eut atteint seize ans. Volkmann (1) cite, d'après Pemberton, le cas d'un garçon de douze ans, qui subit la résection du genou ; six ans plus tard, le raccourcissement était de 23 centimètres, alors que l'opération elle-même n'avait enlevé qu'une longueur de 9 centimètres, dont 6 1/2 sur le fémur et 2 1/2 sur le tibia.

J'ai fait remarquer précédemment que parfois, chez l'enfant, à la suite de la résection du genou, le membre se fléchit à la longue. Cette flexion s'observe lors même que la guérison s'est faite par ankylose osseuse.

Ainsi Paschen (2) rapporte trois observations, tirées de la pratique de Kœnig, dans lesquelles on vit, quelques années après l'opération et la constitution de l'ankylose, la jambe se dévier peu à peu dans le sens de la flexion et former finalement un angle droit avec la cuisse.

Il s'agissait d'enfants, chez qui l'on avait conservé le cartilage épiphysaire inférieur du fémur, et Paschen

(1) VOLKMANN (*Handbuch der allg. und spec. Chir.*, von Pitha und Billroth, Bd. II, Abth. 2, S. 354. Erlangen, 1865).
(2) PASCHEN (*Deutsche Zeitschrift für Chirurgie*, 1874, n°ˢ 5 et 6).

attribue la déviation à ce que la section osseuse n'avait pas été exactement perpendiculaire à l'axe du membre. L'ankylose avait eu, dès le début, une forme légèrement angulaire, et, par suite, le poids du corps s'était trouvé réparti inégalement sur le cartilage épiphysaire; la partie postérieure du cartilage, supportant une pression plus forte, avait subi un ralentissement dans sa croissance, et la déviation de la jambe s'était accentuée.

Quoi qu'il en soit de cette explication, les développements, qui précèdent, nous montrent combien les résultats fonctionnels de la résection du genou laissent à désirer chez les enfants.

Chez l'adulte, les résultats sont bien supérieurs. Cependant l'opération a pour conséquence forcée un raccourcissement du membre, et souvent il se forme une pseudarthrose, qui nuit à la solidité et qui peut même avoir pour conséquence ultérieure une position vicieuse du genou.

II

Ces considérations ont amené Volkmann à chercher une opération, qui pût éviter ces graves inconvénients et se substituer à la résection, tout au moins dans l'arthrite tuberculeuse du genou, qui d'ailleurs fournit le plus fort contingent à la résection. Il est intéressant d'examiner les résultats, auxquels est arrivé Volkmann (1).

(1) VOLKMANN (*Centralblatt für Chirurgie*, 28 février 1885).

Il fait remarquer d'abord que, chez l'adulte, l'arthrite tuberculeuse du genou débute d'ordinaire par la synoviale et n'attaque les os que secondairement ; or, il est parfaitement inutile d'enlever des extrémités osseuses saines.

Chez l'enfant, il est de règle que les os soient pris les premiers ; mais d'habitude les foyers primitifs sont originairement très petits, les cartilages diarthrodiaux sont à peu près intacts ; dans les cas graves, de notables portions de la jointure se trouvent oblitérées. Ici encore, dans la majorité des cas, il est possible d'éviter la résection classique.

Aussi Volkmann pratique-t-il de plus en plus sur le genou, aussi bien chez l'adulte que chez l'enfant, l'*arthrectomie*, c'est-à-dire l'extirpation de la capsule envahie par les fongosités ; il respecte alors les extrémités osseuses et les cartilages. Cette opération, indiquée surtout dans le cas d'envahissement des parties molles de l'articulation, serait parfaitement supportée par le malade et donnerait des résultats excellents.

Lorsque l'on se décide à y recourir, quelques précautions préliminaires peuvent être nécessaires. Si le genou est fléchi, on s'attaquera tout d'abord à cette position vicieuse, soit au moyen de l'extension continue, soit par le redressement brusque. Existe-t-il des abcès ? On les ouvrira largement, et, après les avoir soumis au raclage, on suturera la plaie. De même, on débarrassera les trajets fistuleux des fongosités qui les tapissent, en se conformant, d'ailleurs, aux règles du traitement antiseptique. Ce n'est qu'après ces opérations préliminaires que l'on pratiquera l'arthrectomie proprement dite.

Volkmann opère d'ordinaire sans le secours de la bande d'Esmarch, qui présente un double inconvénient. Avec l'anémie artificielle, il est plus difficile de reconnaître les portions malades d'avec les portions saines. D'autre part, au moment où l'on enlève la bande, l'hémorrhagie en nappe est considérable ; ce qui n'a pas lieu d'étonner, si l'on songe à l'immense étendue de la plaie. Au contraire, en opérant sans la bande d'Esmarch, l'hémorrhagie est faible et facile à arrêter, grâce à la position fléchie que l'on donne au genou, à la tension des parties molles, enfin à la compression que l'on fait exercer par un aide circulairement sur le fémur.

Pendant l'opération, Volkmann pratique de temps en temps des lavages de la plaie à l'aide d'une solution antiseptique et, de plus, la frotte énergiquement avec des éponges trempées dans la même solution.

III

Le manuel opératoire est le suivant. L'articulation est ouverte par une incision transversale, qui permet de prime abord de s'assurer si un simple drainage ou un raclage peuvent suffire, ou s'il est nécessaire de faire l'arthrectomie. Dans ce dernier cas, on agrandit l'ouverture et on scie transversalement la rotule. Des crochets à quatre dents attirent en haut et en bas les parties molles, auxquelles adhèrent les deux moitiés de la rotule, et l'on fait saillir la capsule recouverte de fongosités.

A l'aide du bistouri et des ciseaux, on extirpe en totalité la capsule et les ligaments. On commence par le cul-de-sac sous-tricipital, au fond duquel on fait une petite incision, destinée à laisser passer un court tube à drainage. Puis on dégage complétement l'extrémité inférieure de fémur, de manière à la faire proéminer à nu dans la plaie, et on la dépouille, à coups de bistouri, des fongosités étalées à sa surface. On attaque ensuite les portions de la capsule, qui se fixent sur la partie antérieure et les parties latérales du tibia, et l'on enlève les cartilages semi-lunaires. Enfin, après avoir fait proéminer le tibia, on nettoie cet os, et on achève l'ablation de la capsule du côté du jarret. Ici, comme partout ailleurs, on ne s'arrête qu'après être arrivé sur les muscles et les tissus sains.

Il reste à examiner attentivement les surfaces cartilagineuses et les os. Souvent les cartilages diarthrodiaux sont intacts ; ailleurs on est obligé d'en enlever des couches plus ou moins épaisses. Existe-t-il dans les os des foyers tuberculeux ? On les traite par le raclage, ou bien on les attaque à l'aide du ciseau. Lors même que l'on vide ainsi des foyers volumineux, situés au niveau de la surface de contact de l'épiphyse, la réunion par première intention n'est nullement impossible. La perte de substance, de même que la cavité articulaire, se remplit de sang, et ce sang est remplacé ultérieurement par un tissu organisé. En cas de nécessité, on se résoudra à une résection partielle ; mais on conservera partout les portions saines des cartilages et des os.

Lorsque l'on a enlevé toutes les parties malades, on place le genou dans l'extension. Les extrémités osseuses sont appliquées exactement l'une contre l'autre ; les deux moitiés de la rotule sont réunies par des fils de catgut. La plaie elle-même est suturée, sauf en deux points, qui laissent passer des drains. S'il existe des fistules, ce sont elles que l'on choisit pour introduire les drains. Mais, de toute manière, ceux-ci doivent être courts et pénétrer perpendiculairement dans la cavité articulaire.

Si les extrémités osseuses ne se maintiennent que difficilement en rapport, on les unit par des sutures au catgut, et, dans le cas où le tissu osseux est trop résistant, on les fixe ensemble à l'aide de longs clous en acier nickelé.

Le membre est entouré d'un pansement antiseptique et fixé sur une attelle plate.

IV

Volkmann a obtenu, en règle générale, la réunion par première intention, excepté au niveau des fistules et des ouvertures par lesquelles passaient les drains. Il ajoute que l'opération est sans danger, même chez les enfants, si on a soin d'éviter une perte de sang trop abondante et de se garer des phénomènes de collapsus en administrant le chloroforme avec prudence et en ne laissant pas durer l'anesthésie trop longtemps. Enfin il estime que les phénomènes de collapsus, chez les enfants, sont moins à craindre avec l'emploi d'une solution de sublimé qu'avec l'emploi de l'acide phénique.

Comme résultat final, l'arthrectomie du genou fournit un membre de forme et de longueur normales. Evidemment le genou est raide ; mais la solidité de la jointure ankylosée est plus grande qu'à la suite de la résection. D'ailleurs, de même qu'après cette dernière opération, l'opéré devra, une fois guéri, porter longtemps encore un appareil, destiné à empêcher la flexion consécutive du genou.

Si l'arthrectomie permet de méconnaître un foyer de tubercules siégeant dans l'épaisseur de l'épiphyse, la résection ne met nullement à l'abri d'une semblable mésaventure. Supposons même qu'un foyer de tubercules passe inaperçu et se ramollisse ultérieurement ; il ne rencontrera plus dans son voisinage une cavité articulaire où il pourra s'épancher, et l'on aura des chances d'en obtenir la guérison par une opération relativement bénigne, telle que le raclage ou la destruction au thermocautère.

L'opération de Volkmann est de date encore trop récente pour qu'il soit possible d'être fixé sur sa valeur. A première vue, l'arthrectomie paraît rationnelle, mais à la condition que les lésions des extrémités osseuses n'occupent pas une étendue trop grande.

Relativement au résultat final, il est cependant un point, sur lequel il me semble permis d'élever des doutes. La solidité de la jointure ankylosée est-elle réellement aussi grande que le pense Volkmann ? N'est-il pas à

craindre que la suppression de l'appareil ligamenteux
et l'absence probable de soudure osseuse n'aient pour
conséquence de permettre à la longue le développement d'une mobilité, susceptible de nuire notablement
à la solidité? Les faits seuls pourront répondre à cette
objection. Jusqu'à ce qu'ils soient venus nous éclairer
sur ce point, nous sommes obligé de réserver notre
jugement définitif.

III

De la désarticulation du genou.

Comparée à l'amputation de la cuisse au tiers inférieur, la désarticulation du genou donne un moignon plus long, plus maniable, et qui a l'avantage de pouvoir transmettre le poids du corps. — Si le moignon de la désarticulation du genou est parfois mauvais, cela tient à ce que le cul-de-sac sous-tricipital de la synoviale a suppuré. — Cette suppuration est sûrement évitée si l'articulation est saine et si les précautions antiseptiques sont observées.

La désarticulation du genou n'est guère en faveur parmi les chirurgiens, et, en dépit de plusieurs tentatives de réhabilitation, cette opération reste, aux yeux du plus grand nombre, frappée de discrédit. La discussion, qui, à une époque encore récente, s'est élevée à la Société de chirurgie (séances du 4 mars et du 11 mars 1885) en fait foi.

Mais j'écarte ici toute considération historique, pour m'attacher uniquement à l'examen des faits, convaincu que certains points, d'importance capitale, n'ont pas été mis suffisamment en relief.

I

Pour juger de la valeur de la désarticulation du genou, il faut la comparer à l'opération, qu'on lui substitue en général, c'est-à-dire à l'amputation de la cuisse au tiers inférieur.

Il ne saurait, en effet, être question de préférer la désarticulation du genou à l'amputation de la jambe, quand celle-ci est praticable. D'autre part, je fais abstraction de deux opérations, sur le résultat desquelles je n'ai que des données insuffisantes : l'opération de Carden, ou désarticulation du genou suivie de la résection des condyles du fémur, et l'opération de Gritti, qui consiste à souder la rotule avivée sur le bout du fémur raccourci.

Si l'on compare, au point de vue de la mortalité, la désarticulation du genou et l'amputation de la cuisse au tiers inférieur, on trouve, dans les diverses statistiques, des chiffres sensiblement égaux. Certains de ces chiffres donnent un léger avantage à l'amputation, tandis que, d'après d'autres statistiques, c'est la désarticulation qui l'emporte. En tout cas, on ne saurait baser aucune conclusion sur ces faibles différences.

Par contre, le résultat fonctionnel est très dissemblable dans les deux opérations.

Après l'amputation de la cuisse, le moignon est loin d'être toujours indolent. Chauvel (1) a observé, aux Invalides, chez les amputés de cuisse, bien des moignons coniques, douloureux, ulcérés ; il a vu un grand nombre de ces amputés réduits à faire usage des béquilles. Mais, en admettant même les conditions les plus favorables, le moignon de l'amputation de cuisse est toujours incapable de transmettre le poids du corps.

Tout au contraire, le moignon de la désarticulation du genou peut servir de support. D'autre part, il a sur

____

(1) CHAUVEL (*Société de chirurgie*, séance du 11 mars 1885).

le moignon de l'amputation de cuisse l'avantage d'être plus long et plus maniable, à condition toutefois que l'on aura gardé la rotule et ses ligaments latéraux ; dans ce cas, en effet, les attaches inférieures du droit anté- rieur sont suffisamment conservées pour que ce muscle soit en état de fléchir la cuisse sur le bassin.

II

De graves reproches ont été adressés au moignon de la désarticulation du genou. On a dit surtout que ce moignon est souvent douloureux, ulcéré à son extré- mité.

Or, lorsque l'on étudie ces faits malheureux, il est facile de s'assurer que les moignons, qui ont présenté des accidents de ce genre, ont été, dès l'origine, de mauvais moignons. Jamais un moignon, primitivement bon, ne s'ulcère ultérieurement. C'est donc dans l'opé- ration elle-même ou dans ses suites immédiates qu'il y a lieu de chercher la cause des accidents en question.

Les fautes opératoires, le choix d'un procédé défec- tueux sont des éléments, qu'on ne saurait négliger, mais sur lesquels je ne veux pas insister ici. Il dépendra toujours du chirurgien d'éviter les premières et d'écar- ter tout procédé, qui ne place pas la cicatrice en de- hors de la zone destinée à servir de point d'appui.

Parmi les accidents consécutifs à l'opération, le plus important à considérer est la suppuration du cul-de-sac sous-tricipital de la synoviale du genou. Si le cul-de- sac suppure, il en résulte un amincissement de la peau correspondante, puis des adhérences entre la peau et le fémur et, par suite, des douleurs et des ulcérations. C'est cette suppuration qui est la véritable cause des accidents, observés parfois sur le moignon après la désarticulation du genou.

En l'absence de faute opératoire, ces accidents sont sûrement évités, si la suppuration ne se déclare pas. Tout au plus, peut-il arriver alors que le moignon s'effile à la longue par suite de l'atrophie des condyles et devienne impropre à supporter le poids du corps. Or, même dans ce cas, le moignon de la désarticulation du genou reste supérieur au moignon de l'amputation de cuisse ; car il est plus long, et il peut être porté en avant par le droit antérieur, qui conserve son action.

Le problème se réduit donc à éviter la suppuration de la synoviale, et nous possédons aujourd'hui les moyens d'atteindre sûrement ce résultat. Il faut pour cela : 1° que l'articulation du genou, sur laquelle on opère, soit saine ; 2° que les précautions antiseptiques soient rigoureusement observées.

A cette double condition, la désarticulation du genou est une bonne opération. Mais des considérations qui précèdent il résulte que la désarticulation ne peut être jugée d'après les cas anciens, opérés sans le secours de la méthode antiseptique.

Si on s'en tient aux observations les plus récentes, on constate que les cas favorables deviennent de plus en plus nombreux, et qu'un revirement tend à se produire dans l'opinion de bien des chirurgiens.

A la Société de chirurgie, Polaillon et Delorme ont

présenté des sujets, désarticulés du genou et porteurs de bons moignons. En Amérique, un certain nombre de chirurgiens reviennent à la désarticulation. Au 57e Congrès des naturalistes et médecins allemands, tenu à Magdebourg en 1884, Hagedorn, Kraske, Küster se sont grandement loués des résultats, que leur donne cette opération. Enfin, en 1886, mon ami Maunoury, revenant d'une tournée faite en Allemagne, m'a dit avoir vu plusieurs désarticulés, dont le moignon était excellent.

Ces résultats favorables ont été observés chez des sujets de tout âge, aussi bien chez des adultes, ou même des personnes âgées, que chez des enfants.

III

A l'appui des considérations, que je viens de déve_lopper, je vais rapporter l'observation sommaire d'un enfant, à qui j'ai pratiqué la désarticulation du genou.

Ce petit malade, âgé de trois ans et demi, a été amené dans mon service, le 29 décembre 1885, pour des manifestations tuberculeuses multiples : tuberculose pulmonaire commençante ; gomme sous-aponévrotique suppurée de l'avant-bras gauche ; adénite tuberculeuse de l'aine droite ; enfin lésions considérables de la jambe droite, lésions dont j'ai pu apprécier l'étendue après l'ablation du membre.

Le tibia et le péroné étaient malades dans toute leur moitié inférieure. Mais, tandis que le péroné ne présentait, à ce niveau, qu'une boursouflure avec amincissement de la paroi osseuse, ou, en d'autres termes, un spina ventosa, les lésions du tibia étaient beaucoup plus profondes.

La plus grande partie de la moitié inférieure de la diaphyse du tibia constituait un séquestre, entouré d'une gaîne osseuse de nouvelle formation. Cette gaîne était percée d'un vaste cloaque, qui faisait presque le tour de l'os, et dont la plus grande hauteur, située au niveau de la face externe du tibia, était de 3 centimètres. A travers cette ouverture, on constatait qu'inférieurement le séquestre était, en grande partie, isolé des portions vivantes.

Les produits tuberculeux, émanés du tibia, avaient fait irruption à travers le cloaque, pour envahir les parties molles et détruire la peau de la jambe sur une étendue telle que l'amputation de la jambe était matériellement impraticable. C'est à peine s'il restait assez de peau pour permettre la désarticulation du genou.

L'état général de l'enfant était des plus graves; sa pâleur, sa faiblesse étaient extrêmes ; le dénouement fatal semblait ne pas devoir se faire attendre longtemps. L'intervention était commandée d'une façon urgente. Aussi, dès le lendemain de l'entrée du malade, je pratiquai la désarticulation du genou.

J'eus recours à la méthode elliptique, en me conformant exactement aux indications données par Farabeuf. Je conservai la rotule et ses ligaments latéraux. Je m'abstins de tout drainage et de tout débridement du côté du cul-de-sac sous-tricipital. Enfin je fis la suture de la peau, en laissant la place pour un petit drain à

chacune des extrémités de la suture. Il est inutile d'a-
jouter que toutes les précautions antiseptiques étaient
prises.

Les suites de l'opération furent des plus simples,
bien que l'enfant ne cessât d'uriner dans son lit, souil-
lant incessamment son pansement et rendant l'antisepsie très difficile. La cicatrisation fut rapide, sauf en un
point, où une fistule conduisait dans une petite poche
située à la partie postérieure, entre les condyles du
fémur ; cette fistule elle-même était fermée deux mois
et demi après l'opération.

L'état général du malade avait commencé à s'améliorer aussitôt après la désarticulation. Un mois après
celle-ci, j'avais pratiqué le raclage de la gomme sous-
aponévrotique de l'avant-bras gauche, et la plaie s'é-
tait cicatrisée en peu de jours.

Au bout de quelques mois, l'enfant s'était relevé, au
point de n'être plus reconnaissable, et l'état de la poi-
trine était bien amélioré, bien que l'auscultation révé-
lât encore l'existence d'un souffle au sommet droit, au
niveau de la fosse sus-épineuse.

Quant au moignon, il était excellent. La cicatrice,
linéaire, considérablement rapetissée, avait une longueur de 3 centimètres à peine ; elle était transversale
et située à la partie postérieure du moignon, à un centimètre et demi au-dessus d'un plan horizontal, sur
lequel aurait reposé ce moignon. La rotule, faiblement remontée, présentait son sommet à 2 centimètres
au-dessus de ce même plan horizontal.

La peau, intacte et sans adhérences, glissait librement sur les parties sous-jacentes. On pouvait, sans provoquer la moindre douleur, exercer les plus fortes pressions sur l'extrémité du moignon. Celui-ci était donc parfaitement apte à supporter le poids du corps.

Au moment où j'ai perdu l'enfant de vue, sept mois après la désarticulation, il ne marchait pas encore tout seul, muni de son pilon ; mais cela tenait à des conditions spéciales. Tombé malade peu de mois après sa naissance, il n'avait jamais marché, de sorte qu'il avait dû faire ses premiers pas avec un pilon. D'autre part, orphelin et confié aux soins d'une étrangère, il était très négligé depuis qu'il avait quitté l'hôpital.

Je n'insisterai pas plus longuement sur ce cas particulier, et, comme conclusion aux considérations que j'ai présentées, je formulerai les propositions suivantes.

Lorsqu'il existe des lésions articulaires du genou, ou lorsque l'antisepsie n'est pas observée, la désarticulation du genou expose à des résultats médiocres ou même mauvais. Au contraire, si l'articulation est intacte et si les précautions antiseptiques sont prises, le résultat de l'opération est excellent ; dans ces conditions, la désarticulation du genou doit toujours être préférée à l'amputation de la cuisse au tiers inférieur.

IV

Les nouveaux procédés de résection tibio-tarsienne.

Procédés à incisions jambières. — Ces procédés, excellents pour enlever la
partie inférieure des os de la jambe, sont insuffisants en face d'une affection qui a envahi toute l'articulation du cou-de-pied. — Procédés à incision
tarsienne. — Procédés de Reverdin, de Vogt, de Girard. — Les procédés à
incision tarsienne, surtout ces derniers, sont indiqués, lorsqu'il est nécessaire d'examiner à fond l'articulation tibio-tarsienne et de s'attaquer à l'astragale.

Depuis que la résection tibio-tarsienne est entrée
dans la pratique chirurgicale, les procédés, qui permettent de faire cette opération, se sont singulièrement
multipliés. Je n'ai pas l'intention de passer en revue
toutes ces opérations, qui sont décrites dans les traités de médecine opératoire. Je me contenterai d'appeler l'attention sur quelques procédés, imaginés dans
ces dernières années et qui présentent de réels avantages.

Au point de vue clinique, on peut adopter, pour les
procédés de résection tibio-tarsienne, la division proposée par Gremaud (1). Cet auteur, à qui je ferai de
nombreux emprunts, décrit des *procédés à incisions
jambières* et des *procédés à incision tarsienne*, suivant
que l'incision des téguments intéresse surtout la jambe
ou le pied.

(1) GREMAUD. *Étude sur les procédés de résection tibio-tarsienne.* Disserta-
tion inaugurale, Genève, 1884.

I

Je ne m'arrêterai pas longuement à la description des procédés à incisions jambières. Le plus ancien en date est celui de Moreau père, qui remonte à la fin du dix-huitième siècle.

Moreau commençait par la résection du péroné. Il pratiquait une incision longitudinale, pénétrant jusqu'à l'os et partant de la pointe de la malléole externe pour remonter à huit ou dix centimètres au-dessus. Une seconde incision, formant avec la première une L et n'intéressant que la peau, partait de l'extrémité inférieure de la première incision, pour se diriger en avant jusqu'au tendon du péronier antérieur. Après avoir disséqué le lambeau triangulaire ainsi dessiné et avoir dégagé le péroné des tendons qui l'entourent, Moreau coupait le péroné avec le ciseau et le maillet, puis le renversait en dehors de haut en bas et achevait de sectionner les attaches, qui retenaient encore l'os.

Moreau attaquait ensuite le tibia de la même façon, à l'aide d'une incision en L, dont la branche horizontale s'étendait jusqu'au tendon du jambier antérieur. L'os était scié d'avant en arrière, au lieu d'être coupé au ciseau ; du reste, l'opération était conduite comme pour le péroné. Après la résection du tibia et du péroné, Moreau renversait le pied en dehors, pour inspecter l'astragale, qu'il lui était possible d'enlever en totalité ou en partie.

Les autres procédés à incisions jambières ne sont guère

que des variantes du procédé de Moreau. Cependant une modification des plus importantes est intervenue avec la méthode sous-périostée d'Ollier. Dans cette méthode, on incise à la fois la peau et la gaîne périostique, on dépouille l'os de son enveloppe périostéo-ligamenteuse, enfin on sectionne l'os et on l'extrait. La méthode sous-périostée a l'avantage inappréciable de permettre la reproduction des parties osseuses enlevées, en même temps qu'elle ménage parfaitement les organes voisins et qu'elle limite le foyer du traumatisme. Elle devra donc, sauf indication spéciale, être adoptée de préférence.

D'une manière générale, les incisions jambières, dans la résection tibio-tarsienne, ont l'avantage de respecter les tendons, les artères et les nerfs de la région. Elles sont excellentes, lorsqu'il s'agit d'enlever uniquement la partie inférieure des os de la jambe. Mais elles ne donnent que fort peu de jour pour examiner l'articulation malade, pour procéder au curage de cette jointure et pour extraire l'astragale, si c'est nécessaire.

On comprend donc que, lorsqu'on se trouve en face d'une affection, qui attaque toute l'articulation, les procédés à incisions jambières soient insuffisants. C'est dans ce cas que les procédés à incision tarsienne se trouvent indiqués.

II

Le mode d'incision tarsienne a, d'ailleurs, varié beaucoup suivant les chirurgiens.

Textor fils et Wakley ont ouvert l'articulation en arrière, par une incision transversale, allant d'une malléole à l'autre et divisant le tendon d'Achille, ainsi que les ligaments latéraux interne et externe. Ce procédé ne donne pas encore beaucoup de jour ; il a, de plus, le désavantage de diviser des vaisseaux et des nerfs importants, et laisse une cicatrice située en arrière, dans une région exposée aux frottements continuels de la chaussure. Je ne parle pas de la section du tendon d'Achille ; le plus souvent, en effet, la suture de ce tendon est couronnée de succès.

D'autres chirurgiens, Sédillot, J.-F. Heyfelder, Bœckel, Hussey, Hueter, ont pénétré dans la jointure pardevant, soit par une incision transversale, soit en donnant à l'incision la forme d'un lambeau à base supérieure. Ces procédés permettent d'ouvrir largement l'articulation ; mais ils ont l'inconvénient de couper tous les tendons, vaisseaux et nerfs de la région antérieure du cou-de-pied. Or, la réunion parfaite des tendons et nerfs ne doit pas être le fait le plus habituel, et la nonréunion des tendons extenseurs des orteils aurait pour conséquence la flexion permanente de ces orteils.

Pour éviter cet inconvénient, Hancock a modifié le procédé, en disséquant les tendons et en les écartant sans les couper. Cependant cette innovation favorable ne garantit ni les vaisseaux, ni les nerfs, et ne met pas à l'abri de l'inflammation des gaînes tendineuses, inflammation qui peut avoir pour conséquence des cicatrices vicieuses, susceptibles de porter atteinte à la mobilité des tendons.

Hahn et Busch ont eu recours à une incision en étrier, allant d'une malléole à l'autre en passant sous le talon ; de plus, ils ont sectionné le calcanéum. Après avoir enlevé les parties malades, ils ont réuni les surfaces de section du calcanéum par des sutures métalliques. Cette méthode permet de ménager les tendons, les vaisseaux et les nerfs, que l'on peut isoler et écarter ; toutefois la conservation de ces organes est très difficile. D'autre part, ce mode d'incision donne peu de facilité pour la résection de l'astragale et des malléoles ; il expose à une pseudarthrose entre les deux fragments du calcanéum, et il a l'inconvénient grave d'amener la formation d'une cicatrice plantaire, sur laquelle doit reposer le poids du corps.

Je ne ferai que citer le procédé de Rupprecht et celui de Ried, qui ne permettent l'extraction de l'astragale qu'a-près résection préalable de la malléole externe. L'incision de Rupprecht va de la tête de l'astragale à la pointe de la malléole externe, qu'elle contourne; celle de Ried, également courbe, part du bord inférieur de la malléole externe, pour rejoindre, par-dessus l'astragale, le bord des tendons extenseurs. Ces procédés ne donnent que peu de jour dans l'articulation, par suite de l'impossi-bilité du renversement du pied en dedans, et ils ne per-mettent que difficilement l'ablation de la malléole in-terne.

III

J'arrive maintenant à des procédés, qui réalisent mieux les conditions requises. L'un d'eux a été exposé devant la Société de médecine de Genève, le 7 février 1883, par J.-L. Reverdin.

Dans ce procédé, l'incision des téguments part du bord interne du tendon d'Achille, au-dessus du calcanéum, passe au niveau de la pointe de la malléole externe, puis se dirige un peu obliquement en dedans et en avant jusqu'au voisinage immédiat du tendon extenseur du cinquième orteil, qu'elle atteint à environ deux travers de doigt en avant de la ligne qui unit les sommets des deux malléoles.

Reverdin coupe le tendon d'Achille, les tendons des péroniers latéraux et du péronier antérieur et les ligaments sous-jacents; l'articulation calcanéo-astragalienne se trouve ouverte ainsi dans sa partie externe.

Avec la rugine, le chirurgien détache de l'astragale, du côté de la lèvre supérieure de la plaie, les ligaments qui attachent cet os au péroné ; vers la lèvre inférieure de la plaie, il décolle la partie externe du ligament astragalo-scaphoïdien supérieur. Dès lors, le pied peut être renversé fortement en dedans, et la poulie de l'astragale apparaît dans la plaie ; derrière elle, on peut atteindre les insertions astragaliennes du ligament tibio-tarsien, ainsi que la partie interne du ligament astragalo-scaphoïdien supérieur. Enfin, avec une rugine étroite ou un bistouri, on coupe le ligament interosseux. L'astragale est alors saisi par son col avec la pince de Farabeuf; on le fait basculer de haut en bas et de dedans en dehors, et on l'extrait en détachant les dernières adhérences ligamenteuses.

Il ne reste plus qu'à décoller le périoste sur le pourtour des malléoles, à faire saillir le tibia et le péroné dans la plaie et à les scier.

L'opération terminée, on peut suturer les tendons coupés. D'ailleurs, le procédé de Reverdin est applicable sans section du tendon d'Achille ; seulement, la manœuvre est un peu plus laborieuse.

Peu de temps après la communication de Reverdin, Paul Vogt, de Greifswald (1), a publié le procédé suivant :

On fait une incision longitudinale, commençant à quelques centimètres au-dessus de l'articulation tibio-tarsienne, au niveau de l'interligne du tibia et du péroné, et descendant jusqu'au-dessous de l'interligne de Chopart. Arrivé sur les tendons du long extenseur des orteils, on les isole et on les écarte en dedans. Puis on incise l'aponévrose du court extenseur des orteils, et on attire ce muscle en dehors. Après avoir coupé, entre deux ligatures, l'artère malléolaire externe, seule artère importante que l'on rencontre pendant toute l'opération, on atteint la capsule de l'articulation tibio-tarsienne.

On détache, en dedans et en dehors, les insertions de cette capsule, on met à nu le col et la tête de l'astragale, puis on divise transversalement le ligament astragalo-scaphoïdien supérieur, dégageant ainsi toute la partie antéro-externe de l'astragale.

A ce moment, on fait tomber à angle droit, sur le milieu de l'incision longitudinale, une incision transversale commençant sous la pointe de la malléole ex-

(1) Paul Vogt (*Mittheilungen aus der chirurg. Klinik in Greifswald*, 1884, p. 158).

terne, et on a soin, en disséquant les parties molles, de respecter les tendons des péroniers.

Le ligament latéral externe est coupé au ras de la malléole ; on divise le ligament interrosseux, et on saisit le col de l'astragale en cherchant à luxer l'os en dehors. Introduisant alors un large ciseau entre la malléole interne et l'astragale, le chirurgien détache l'insertion astragalienne du ligament latéral interne. Il ne reste plus qu'à sectionner en arrière les derniers liens, qui unissent l'astragale au calcanéum, et à extirper l'astragale. La résection des malléoles termine l'opération.

Tout récemment, Zesas (1) a fait connaître un procédé, dû à Girard (de Berne), et qui n'est autre chose qu'une combinaison des procédés de Reverdin et de Vogt.

Dans ce procédé, une première incision longitudinale, d'environ sept centimètres de longueur, est menée sur la partie antérieure du cou-de-pied, au niveau de l'interligne du tibia et du péroné ; elle s'arrête inférieurement à la hauteur du sommet de la malléole externe. L'extrémité inférieure de cette incision est croisée, en forme de T, par une incision horizontale, qui commence au bord externe du tendon d'Achille, longe le sommet de la malléole externe et s'étend jusqu'au tendon du péronier antérieur.

Les tendons des péroniers latéraux sont mis à nu et coupés ; mais on a soin de passer, au préalable, une anse de fil dans chacun des bouts. On dissèque ensuite

(1) Zesas (*Centralblatt für Chirurgie*, 23 avril 1887, p. 313).

les deux lambeaux triangulaires dessinés par les incisions, et on arrive sur l'articulation tibio-tarsienne, dans laquelle on pénètre, et dont il est facile d'examiner tous les replis, après avoir luxé le pied en dedans.

Lorsqu'on a enlevé toutes les parties malades, on suture les tendons divisés, on établit un drainage, de préférence à l'aide d'une contre-ouverture vers le sommet de la malléole interne, et on ferme la plaie.

Les trois procédés, dont je viens de parler, sont certainement supérieurs aux précédents. Le procédé de Vogt réduit les délabrements au minimum ; le seul organe, qu'il sacrifie, est l'artère malléolaire externe, qui est sans importance. Ce procédé exige, il faut le reconnaître, du temps et une dissection soignée ; mais il donne du jour et permet de décortiquer l'astragale avec beaucoup de facilité. Ajoutons la possibilité d'appliquer, après l'opération, une attelle plâtrée postérieure, qui assure sans douleur l'immobilité du membre.

Dans le procédé de Reverdin, l'incision cutanée est moins étendue ; mais on est obligé de sectionner, outre l'artère malléolaire externe, le tendon d'Achille et les tendons des péroniers latéraux. Il est vrai qu'il est possible de ménager le tendon d'Achille et que, d'autre part, on est en droit d'espérer la réunion des tendons divisés ; cette réunion a été observée par Reverdin, même en l'absence de suture. Du reste, ce procédé permet d'extraire très rapidement l'astragale. L'ablation des malléoles est facile, lors même que la poulie seule de l'astragale a été enlevée auparavant ; tandis que le procédé de Vogt ne permet le renversement du

pied en dedans qu'après extirpation complète de l'astragale. Enfin l'incision de Reverdin donne plus de
facilité pour le drainage de la plaie.

Le procédé de Girard a tous les avantages de celui
de Reverdin, et il donne plus de jour que ce dernier,
surtout en permettant, dans le cas de tumeur blanche,
d'atteindre les fongosités, qui peuvent siéger entre le
tibia et le péroné. Il a l'inconvénient de produire une
cicatrice plus étendue que le procédé de Reverdin ;
mais cette cicatrice se trouve située en un point favorable.

En résumé, lorsqu'il est nécessaire d'examiner à fond
l'articulation tibio-tarsienne et de s'attaquer à l'astragale, on s'adressera à un procédé à incision tarsienne.
Sauf indication spéciale, on devra choisir l'un des trois
procédés, que je viens d'exposer. Si les désordres articulaires sont très étendus et remontent haut, le procédé
de Girard sera peut-être préférable. En général, le procédé de Vogt ou celui de Reverdin sera suffisant. On
se rappellera que ce dernier est plus facile, plus rapide,
et donne une ouverture plus large de l'articulation,
mais qu'il a l'inconvénient d'obliger à la section de tendons, que le procédé de Vogt a soin de respecter.

V

L'opération ostéoplastique du pied d'après le procédé de Wladimiroff.

L'opération de Wladimiroff consiste dans l'ablation de la partie postérieure du pied, suivie de l'application de la partie antérieure du pied contre l'extrémité inférieure des os de la jambe, que l'on sectionne à ce niveau. — Pour que cette opération soit applicable, il faut que les lésions soient limitées à la partie postérieure du pied. — Manuel opératoire. — Résultats. — Modification de Roser, ayant pour but de ménager le nerf tibial postérieur.

L'opération ostéoplastique, imaginée en 1872 par Wladimiroff, de Kasan, consiste dans l'ablation de la partie postérieure du pied, suivie de l'application de la partie antérieure du pied contre l'extrémité inférieure des os de la jambe, que l'on sectionne à ce niveau. Après guérison, l'opéré marche sur les têtes des métatarsiens et sur les orteils placés dans l'extension forcée.

Cette opération est restée à peu près inconnue jusqu'en 1881, époque à laquelle Mikulicz en donna la description. Mikulicz semble avoir ignoré les travaux de Wladimiroff ; en tout cas, il fut considéré pendant un certain temps comme l'inventeur du procédé.

I

Pour que l'opération de Wladimiroff soit possible, il faut que les parties destinées à être mises en contact,

c'est-à-dire l'extrémité inférieure de la jambe et la
partie antérieure du pied, soient saines. On ne peut
donc songer à cette opération que lorsque les lésions,
qui commandent l'intervention, sont limitées à la partie
postérieure du pied.

Tantôt ces lésions ne frappent que les parties molles,
principalement la peau du talon, qu'il s'agisse d'un
néoplasme, tel qu'un épithélioma, ou simplement d'une
plaie rebelle. On sait que le talon est une région très
défavorable à la cicatrisation, et que la cicatrice, une
fois formée, se trouve comprimée incessamment pendant la marche et exposée à se rompre, à moins
que le sujet ne se décide à marcher sur la pointe du
pied. On comprend donc qu'une lésion, en apparence
peu grave, du talon suffise parfois à apporter à la marche des entraves notables.

Ailleurs, les lésions, qui engageront à opérer, auront
envahi les os, en particulier le calcanéum et l'astragale.
Il s'agira surtout de lésions scrofulo- tuberculeuses ou
encore d'un néoplasme.

En général, dans les cas où l'opération de Wladimiroff a été entreprise, le chirurgien n'avait guère à
choisir qu'entre elle et l'amputation de la jambe. Lorsque la peau du talon est altérée, il ne saurait être question ni de la résection de l'articulation tibio-tarsienne,
ni de l'amputation de Pirogoff. Quand cette peau est
saine, mais qu'il existe une lésion osseuse, frappant à
la fois le calcanéum et l'astragale et nécessitant l'ablation de ces deux os, la seule intervention possible, à
part l'amputation, est l'opération de Wladimiroff,

Par contre, si l'on peut se contenter de l'ablation d'un des os de la rangée postérieure du tarse, fût-ce le calcanéum, il me paraît indiqué de préférer cette opération partielle. L'extirpation du calcanéum par la méthode sous-périostée a donné, en effet, ainsi que l'a prouvé Ollier, d'excellents résultats.

Lors même que la méthode sous-périostée est inapplicable, le résultat final est encore assez bon, et l'opéré a l'avantage de conserver un pied, dont la forme n'est pas trop altérée. A la session de Nancy (1886) de l'Association française pour l'avancement des sciences, Gross a rapporté l'histoire d'un homme de 48 ans, chez qui il avait pratiqué l'extirpation complète du calcanéum droit atteint d'ostéome ; le résultat était très satisfaisant malgré l'ablation du périoste, et l'opéré, tailleur de pierres, pouvait travailler de 5 heures du matin à 7 heures du soir.

En somme, pour apprécier les services, que peut rendre l'opération de Wladimiroff, il faut examiner si ses résultats sont assez favorables pour qu'elle mérite d'être préférée, le cas échéant, à l'amputation de la jambe.

II

Un mot d'abord sur le manuel opératoire.

On fait une première incision, qui divise transversalement la plante du pied, au niveau de la partie moyenne du scaphoïde et du cuboïde, et qui pénètre jusqu'aux os. L'extrémité externe de cette incision est prolongée du bord externe de la plante au sommet de

la malléole externe ; l'extrémité interne de l'incision
est prolongée du bord interne de la plante au sommet
de la malléole interne. Enfin une incision transversale réunit en arrière les sommets des malléoles.

A la faveur de cette dernière incision, on ouvre l'articulation tibio-tarsienne, dont on divise les ligaments.
On arrive ainsi jusqu'aux parties molles de la face dorsale du pied, et on les sépare avec précaution d'avec le
squelette, de manière à ne pas blesser l'artère pédieuse.
Lorsqu'on a atteint l'interligne de Chopart, on porte le
couteau dans cet interligne, et on achève de détacher
du pied l'astragale et le calcanéum avec les parties
molles du talon.

On donne ensuite deux traits de scie, l'un sur les os
de la jambe, immédiatement au-dessus de la surface
cartilagineuse du tibia, l'autre sur le cuboïde et le scaphoïde, au niveau de la partie moyenne de ces os.
Enfin la surface de section des os du tarse est appliquée
sur la surface de section des os de la jambe, de façon
à ce que la face dorsale du pied se continue en ligne
droite avec la face antérieure de la jambe, et l'on maintient le tout dans cette situation à l'aide de sutures osseuses et de sutures à travers les parties molles.

Il est bon de maintenir l'immobilité au moyen d'une
attelle plâtrée ; car le but à atteindre est la réunion osseuse des surfaces de section appliquées l'une contre
l'autre. D'autre part, aussitôt que cette réunion est suffisamment solide, il est indiqué d'imprimer journellement des mouvements d'extension aux orteils, le malade étant destiné à marcher sur les têtes des métatar-

siens et sur la face plantaire des orteils placés dans l'extension forcée.

Une fois la cicatrisation obtenue, fût-ce par un cal osseux, il subsiste de légers mouvements de flexion et d'extension, qui se passent au niveau des articulations tarso-métatarsiennes. D'après Sklifossowsky, de Moscou (1), cette mobilité ne gêne pas la marche ; tout au contraire, elle la rend plus légère, en prêtant une certaine élasticité à la partie antérieure du pied.

Après l'opération de Wladimiroff, le membre opéré a sensiblement la même longueur que le membre sain. La différence de longueur, parfois presque nulle, n'a pas dépassé trois centimètres et demi dans les observations connues. Le plus souvent, c'est le membre opéré qui est le plus long ; aussi quelques chirurgiens ont-ils cherché à éviter cet inconvénient, en reportant plus haut la section des os de la jambe.

Le résultat fonctionnel est-il très satisfaisant après l'opération ? Nous manquons, à ce sujet, de données absolument précises. Mais il est certain que, même en supposant que la marche soit moins facile après l'opération de Wladimiroff qu'après l'amputation de la jambe, beaucoup de sujets préféreront toujours l'opération qui amène une mutilation moindre. Jusqu'à preuve du contraire, je suis disposé à croire que cette considération est la plus sérieuse que l'on puisse faire valoir en faveur de l'opération de Wladimiroff.

Il ne faut pas perdre de vue que, dans cette opération, la cicatrisation demande un temps fort long.

(1) SKLIFOSSOWSKY (*Revue de chirurgie*, 1884, p. 952).

Dans les cas publiés, ce temps a varié de deux à sept
mois. D'un autre côté, si l'intervention chirurgicale a
été motivée par une lésion tuberculeuse, il peut arriver que la cicatrisation soit entravée par une poussée
tuberculeuse nouvelle dans la plaie. Il n'y a donc pas
lieu de s'étonner que plusieurs chirurgiens, en face
de l'impossibilité de la guérison après une opération
de Wladimiroff, aient dû se résigner à pratiquer secondairement l'amputation de la jambe.

III

En opérant suivant le procédé que j'ai indiqué, on
coupe forcément le nerf tibial postérieur, et l'on amène
ainsi l'anesthésie de la plante du pied. Or la peau, qui
revêt les têtes des métatarsiens, est destinée à supporter
le poids du corps. N'est-il pas à craindre que cette peau,
privée de toute communication avec les centres nerveux, ne s'ulcère et ne se sphacèle ?

C'est la question que s'est posée Roser (1) (de Mar-
bourg), et, pour éviter cet accident, il propose de faire
la suture du nerf, que l'on est obligé de diviser. Mais,
si l'on opère suivant les indications de Wladimiroff,
la section des parties molles du pied porte sur un
point, où les nerfs plantaires interne et externe, branches terminales du tibial postérieur, sont déjà éloignés
l'un de l'autre et se sont même subdivisés en une
série de rameaux. Il devient dès lors impossible de
suturer tous ces filets nerveux avec le bout central du

(1) Roser (*Centralblatt für Chirurgie*, 4 sept. 1886, p. 609).

tibial postérieur, et la seule ressource consiste à modifier le manuel opératoire.

Roser conseille d'opérer de la façon suivante. On fait une incision, commençant en arrière de la malléole interne et allant jusqu'au côté interne du scaphoïde. On isole ensuite le nerf tibial postérieur, et, après l'avoir divisé au niveau de la malléole, on dissèque le bout périphérique du nerf jusque vers l'interligne de Chopart; on est obligé, dans cette dissection, de couper quelques filets, qui se rendent au talon. Après quoi, on prolonge l'incision dans la profondeur jusqu'aux os. Pour le reste de l'opération, on se conforme aux indications de Wladimiroff, mais en prenant les précautions nécessaires pour ne pas blesser les filets nerveux, que l'on a disséqués. L'opération terminée, on résèque, sur une longueur de quelques centimètres, le bout périphérique du nerf tibial postérieur, et on le suture avec le bout central.

A l'appui de sa manière de procéder, Roser rapporte l'observation d'un homme de 28 ans, à qui il a pratiqué l'opération de Wladimiroff avec suture nerveuse. Chez ce malade, au bout de quatre semaines déjà, la sensibilité avait reparu en certains points de la plante du pied. Quatre mois après l'opération, on ne constatait plus le moindre trouble de la sensibilité.

Une complication s'est, d'ailleurs, présentée chez cet opéré. Comme il avait pris l'habitude de faire porter tout le poids du corps sur la tête du troisième métatarsien, un durillon douloureux s'est formé à ce niveau Il a fallu que le patient apprît à appuyer d'une manière égale sur tous les métatarsiens. Du reste, le résultat final a été satisfaisant: l'opéré, employé dans une fabrique, restait journellement debout pendant six heures consécutives et montait les escaliers sans difficulté.

La modification, proposée par Roser, allonge la durée de l'opération. Mais, comme elle offre de réels avantages, elle me paraît devoir être adoptée, lorsqu'on se décidera en faveur de l'opération de Wladimiroff.

VI

La tarsectomie dans les pieds-bots.

La ténotomie et le traitement orthopédique suffisent pour guérir le pied-bot congénital dans les premières années de la vie, et la plupart des pieds-bots acquis, à l'exception des pieds-bots par affection ostéo-articulaire. — Dans les pieds-bots rebelles au traitement orthopédique, on s'attaquera aux os du tarse par la tarsectomie. — Tarsectomie antérieure. — Tarsectomie postérieure. — La tarsectomie antérieure cunéiforme réussit surtout dans le pied-bot varus ; l'équin pur est justiciable de la résection tibio-tarsienne ou de l'extirpation de l'astragale ; le varus équin commande une opération mixte.

Appliquée à la cure du pied-bot, la *tarsotomie* consiste dans l'ablation des portions osseuses du tarse, qui empêchent le redressement du pied. Cette opération est mieux nommée *tarsectomie* ; car il s'agit, non d'une section, mais d'une excision.

La première tarsectomie pour un pied-bot a été pratiquée en Angleterre, en 1854, par Solly, sur le conseil de Little. Malgré le succès de cette tentative, Solly trouva peu d'imitateurs. Ce n'est qu'à partir de 1878, à la suite d'une discussion à la Société médicale de Londres, que la tarsectomie commença à se vulgariser.

Elle est acceptée aujourd'hui par la plupart des chirurgiens. Mais ceux-ci sont loin d'être d'accord sur les indications de l'opération et sur la manière de la pratiquer.

I

Etant donné un pied-bot, dans quelles circonstances est-il indiqué de recourir à la tarsectomie ?

Il y a lieu tout d'abord de différencier le pied-bot congénital et le pied-bot acquis.

Bien souvent, dans le pied-bot acquis, en particulier dans celui qui est consécutif à la paralysie infantile et dont le type est le pied-bot équin, il suffit d'une simple ténotomie pour amener immédiatement le redressement du membre.

Chez un enfant de onze ans, porteur d'un pied-bot équin consécutif à une paralysie infantile et remontant aux tout premiers temps de la vie, j'ai obtenu, par la ténotomie du tendon d'Achille, le redressement complet du pied. C'est à peine si une manœuvre autre que la ténotomie a été nécessaire, et cependant la difformité était portée à son maximum.

Dans le pied-bot congénital, qui a pour type le varus équin, la guérison est, en général, bien plus difficile à obtenir. Pour peu que la difformité soit accusée, un traitement orthopédique de longue durée est nécessaire après la ténotomie, et cela même lorsque l'on intervient avant que l'enfant ait marché. Bien plus, il arrive un moment, où le traitement orthopédique, aidé de la ténotomie, devient impuissant. Venel admettait qu'à partir de sept ans le pied-bot congénital est incurable ; Scarpa fixait cette limite à douze ans, Bouvier et Malgaigne à quinze ou dix-huit ans.

Cette impuissance du traitement orthopédique tient aux déformations osseuses, qui s'accusent de plus en plus avec l'âge.

Dans le pied-bot congénital, les déformations du squelette existent dès la naissance, alors que le tarse est encore en grande partie cartilagineux. Mais, pendant un certain temps, elles sont susceptibles d'être corrigées. Elles ne deviennent définitives qu'à la longue, à mesure des progrès de l'ossification, en même temps qu'elles s'accentuent par le fait du mode de progression vicieux du sujet.

Dans certains pieds-bots acquis, ceux, par exemple, qui sont consécutifs à une affection ostéo-articulaire, les déformations osseuses sont des plus marquées et définitives.

Il n'en est pas de même d'habitude dans les pieds-bots d'origine musculaire, qui comprennent, en somme, les neuf dixièmes des pieds-bots acquis. Dans les pieds-bots musculaires, les déformations osseuses manquent souvent, ou, du moins, ne surviennent que tardivement.

Il résulte de ce qui précède que, si l'on excepte les pieds-bots par affection ostéo-articulaire, la plupart des pieds-bots acquis sont justiciables de la ténotomie et du traitement orthopédique ; tandis qu'à partir d'un certain âge le pied-bot congénital, celui, du moins, dans lequel la difformité est marquée, résiste à cette thérapeutique.

Nous avons vu précédemment quel était l'âge limite indiqué par les auteurs. Les avis diffèrent à ce sujet, et il est impossible, vu la diversité des cas, de fixer un terme précis. Poinsot (1) estime que le pied-bot varus congénital, arrivé au degré extrême que caractérise l'enroulement du pied, cesse d'être curable par les moyens orthopédiques à une période, dont il fixe le début à l'âge de dix ans.

Si l'on admet cette proposition, on n'aura recours qu'à la ténotomie et aux moyens orthopédiques, dans le pied-bot congénital, jusqu'à l'âge de dix ans et quelquefois même après cet âge. Peut-être cette règle est-elle trop absolue. Mais bien des chirurgiens ne savent pas tirer du traitement orthopédique tout ce qu'il est susceptible de donner. Il importe de ne pas perdre de vue que, dirigé par un chirurgien habile et secondé intelligemment par l'entourage du malade, ce traitement, appliqué avec persévérance, fournit de remarquables résultats.

La tarsectomie, opération sanglante et sérieuse, ne se justifie que si le traitement orthopédique est condamné manifestement à l'impuissance, ou si, appliqué pendant un temps suffisant, il a complétement échoué.

D'ailleurs, le dernier mot n'est pas dit en orthopédie. Au Congrès français de chirurgie (séance du 8 avril 1885), Delore a montré les succès, que l'on peut obtenir, dans le pied-bot invétéré, à l'aide d'une méthode, qu'il appelle *massage forcé.*

Après la section des tendons et ligaments, qui gênent le redressement du pied, Delore pétrit énergiquement les parties avec la main, jusqu'à ce que le résultat cher-

(1) POINSOT (*Soc. de chir.*, 28 juillet 1880).

ché soit acquis. Ce massage, véritable entorse thérapeutique, est fait avec le secours de l'anesthésie chloroformique ; dès qu'il est terminé, le membre est placé
dans un appareil inamovible. Quand le résultat n'est
pas complet du premier coup, on en est quitte pour
recommencer l'opération au bout d'un mois.

II

Lorsqu'on a acquis la conviction qu'une opération
sanglante seule est capable d'amener la guérison d'un
pied-bot, quelle méthode choisira-t-on ?

Selon qu'on s'attaque à la rangée antérieure ou à la
rangée postérieure du tarse, l'opération porte le nom
de *tarsectomie antérieure* ou celui de *tarsectomie postérieure*. Mais nous verrons que cette division est trop
étroite, et que certains procédés portent à la fois
sur les deux rangées du tarse.

La tarsectomie antérieure est dite *partielle*, lorsque
le cuboïde seul est extirpé. Elle est dite *totale* ou *cunéiforme*, lorsque l'on fait la résection d'un coin osseux
occupant toute la largeur du tarse.

L'ablation exacte du cuboïde dans ses articulations
est plutôt une conception théorique qu'une opération
pratique, d'autant plus que souvent ces articulations
sont ankylosées. Je ne parlerai donc que de la tarsectomie cunéiforme.

Pour la pratiquer, on fait, le long du bord externe du
pied, une incision longitudinale, allant du niveau de la
malléole externe à celui de l'extrémité postérieure du

cinquième métatarsien, incision pénétrant jusqu'aux os. Une deuxième incision, partant de la première, mais n'intéressant que la peau, est menée transversalement au niveau ou un peu en avant de l'interligne médio-tarsien.

On récline les tendons en dedans, on détache, autant que possible, le périoste des os que l'on se propose d'enlever. Puis, à l'aide du ciseau ostéotome, on taille dans la voûte du tarse un coin à base dorsale externe, plus mince en bas et en dedans qu'en haut et en dehors. Ce coin, dont les dimensions varient suivant les cas, mesure d'ordinaire de 3 à 5 centimètres au niveau de sa base externe, et comprend le plus souvent, avec le cuboïde, une portion des cunéiformes et surtout du calcanéum et de l'astragale. Au besoin, l'opération est complétée par la ténotomie du tendon d'Achille.

A la tarsectomie postérieure se rapportent plusieurs procédés. Le plus typique consiste dans l'extirpation totale de l'astragale. Il est des chirurgiens qui enlèvent, outre l'astragale, certaines parties osseuses voisines ; tandis que d'autres opérateurs se contentent de résections partielles, portant soit sur l'astragale seul, soit simultanément sur d'autres os.

L'extirpation de l'astragale peut être pratiquée par le procédé d'Ollier, bien que ce procédé ait été imaginé pour les ostéites de l'astragale.

Il consiste en une incision externe de 5 à 6 centimètres, commençant quelques millimètres au-dessus de l'interligne tibio-astragalien et menée le long et en dehors du tendon péronier antérieur. Du milieu de cette incision, on fait partir une incision perpendiculaire, à direction oblique en bas et en arrière, plus courte et s'arrêtant au-dessous du sommet de la malléole externe.

Après dissection des deux lambeaux ainsi formés, on récline en dedans les tendons de la région antérieure du cou-de-pied, et on sectionne les ligaments insérés sur l'astragale, y compris le ligament interosseux astragalo-calcanéen. Les ligaments internes sont seuls respectés ; on les attaque ensuite à l'aide d'une incision interne, curviligne, menée au-devant et au-dessous de la malléole interne. Il ne reste plus qu'à saisir l'astragale avec le davier par la plaie externe, à le luxer et à l'extraire.

Eugène Bœckel, pour faire l'extirpation de l'astragale dans le pied-bot, se contente d'une incision courbe, allant depuis l'articulation tibio-péronière inférieure jusqu'au bord des tendons extenseurs, vers la base du quatrième métatarsien. Après extraction de l'astragale, il résèque un morceau de la malléole externe, si celle-ci, en appuyant sur le calcanéum, s'oppose au redressement du pied. Au besoin, il sectionne, par la méthode sous-cutanée, l'aponévrose plantaire et les muscles sésamoïdiens internes.

Une fois l'astragale enlevé, il est facile, lorsqu'on le juge à propos, de compléter l'opération en faisant porter le ciseau sur telle partie osseuse, que l'on croira devoir supprimer.

Je n'insisterai pas sur le manuel opératoire des résections partielles. Il variera nécessairement suivant la nature de la résection.

Mais j'ai un mot à dire de la conduite à tenir après la tarsectomie, quel que soit, d'ailleurs, le procédé employé. Il est évident que l'opération sera faite avec le secours de la bande d'Esmarch, et que l'on observera toutes les précautions antiseptiques ; à ce propos, l'un des meilleurs pansements est celui qui consiste à remplir la plaie de gaze iodoformée. Mais comment placera-t-on le membre après l'opération ?

La plupart des chirurgiens le redressent immédiatement et maintiennent cette position à l'aide d'une attelle plâtrée. Verneuil préfère, par prudence, laisser la plaie largement béante et n'opérer le redressement qu'au bout d'un certain temps, lorsque la plaie bourgeonne et que tout danger d'accident est passé.

III

Il me reste à parler des résultats de la tarsectomie dans le pied-bot.

Schwartz (1) a relevé 12 cas de tarsectomie antérieure partielle. Le plus souvent, les os voisins du cuboïde ont été intéressés en même temps que ce dernier, et cependant les résultats thérapeutiques ont été médiocres, bien inférieurs à ceux de la tarsectomie cunéiforme. D'ailleurs, on n'a pas eu de mort à déplorer.

Pour la tarsectomie antérieure totale ou cunéiforme, la statistique de Schwartz comprend 61 cas, avec 5 morts. Il est juste de faire remarquer que deux de ces

(1) SCHWARTZ. *Des différentes espèces de pieds-bots et leur traitement.* Thèse d'agrégation, 1883.

décès sont dus à une affection cardiaque ancienne, et qu'un troisième décès a été occasionné par la pourriture d'hôpital.

Le résultat définitif de l'opération n'est connu que pour 43 cas : 25 fois il a été bon (16 de ces opérés ont marché sans appareil, 9 avec appareil), 15 fois il a été douteux et 3 fois médiocre ou nul. La forme du pied est profondément modifiée par la tarsectomie cunéiforme : le pied présente un raccourcissement de 4 à 6 centimètres.

Lorsque l'on analyse de plus près les résultats précédents, on constate (comme l'indique, du reste, le simple raisonnement) que la tarsectomie cunéiforme réussit surtout dans les cas où le varus l'emporte sur l'équinisme et, d'une façon générale, dans les cas où la déformation siége principalement dans l'articulation médio-tarsienne.

Les résultats de la tarsectomie postérieure sont encore difficiles à apprécier. Naudin (1) a relevé 47 opérations de ce genre, avec un seul cas de mort. Mais le mode de procéder des chirurgiens a été trop variable pour que le résultat de ces opérations mérite d'être présenté dans un même tableau.

Chauvel (2) avait réuni 7 cas, dans lesquels on avait fait l'ablation de l'astragale seul, ou cette ablation suivie d'une résection de la malléole externe. Ces 7 cas avaient fourni 2 résultats bons, 4 résultats très douteux et 1 résultat mauvais. Aussi Chauvel était-il arrivé à

(1) Naudin. *Essai sur la tarsotomie.* Thèse de Paris, 1885,
(2) Chauvel (*Arch. gén. de méd.*, 1882).

cette conclusion que, dans le pied-bot équin, la résection tibio-tarsienne complète ou partielle doit être préférée à l'extraction isolée de l'astragale.

E. Bœckel, au contraire, se basant sur sa pratique
personnelle, estime que, dans le pied-bot varus équin,
l'extirpation de l'astragale donne des résultats parfaits.
La déformation consécutive est peu apparente, le raccourcissement de la jambe très minime. Il est à remarquer que la plupart des opérés de Bœckel sont des enfants très jeunes (3 ans 1/2 à 6 ans). D'autre part, si
l'équinisme est corrigé par l'opération, il subsiste généralement un certain degré d'adduction de l'avant-pied
sur l'arrière-pied.

Il semble donc absolument rationnel de compléter
l'opération par l'excision d'un coin osseux à base externe au niveau de l'articulation calcanéo-cuboïdienne,
excision destinée à supprimer la courbure concave du
bord interne du piel. C'est ce qu'a fait avec plein succès
Gross (de Nancy) (1); ce chirurgien fait porter la résection sur l'extrémité antérieure du calcanéum.

J'aurais à citer encore bien d'autres procédés de tarsectomie postérieure. Je n'y insisterai pas, pensant avoir
indiqué les plus importants.

En résumé, selon moi, la tarsectomie antérieure
cunéiforme réussit dans les cas, où la difformité siége
surtout au niveau de l'articulation médio-tarsienne,
principalement dans certains varus. L'équin pur est justiciable, soit d'une résection de l'articulation tibio-
tarsienne, soit de l'extirpation de l'astragale. Enfin le

(1) GROSS (*Congrès français de chirurgie*, séance du 6 avril 1885).

varus équin commande l'ablation de l'astragale, suivie d'une résection calcanéo-cuboïdienne. Ajoutons que, sans parler des ténotomies, l'extirpation de l'astragale demande parfois à être complétée par la résection de la malléole externe.

J'ai fait remarquer que la tarsectomie, opération sérieuse, n'est admissible qu'en cas d'impuissance du traitement orthopédique. Il sera cependant exceptionnel que la terminaison en soit fatale, si l'on observe toutes les règles de l'antisepsie, et si l'on s'abstient d'opérer les sujets atteints d'une tare organique.

CHAPITRE V

TISSUS EN GÉNÉRAL

I

Résultats cliniques de l'élongation des nerfs.

Manuel opératoire. — Résultats dans les diverses affections : névralgies, affections spasmodiques locales, épilepsie, tétanos, paralysies périphériques, maladies du système nerveux central, glaucome. — Accidents propres à l'élongation. — L'élongation n'est pas d'une innocuité absolue, et ses résultats sont inconstants. — Elle rend service surtout dans les névralgies des nerfs mixtes, dans les affections spasmodiques, dans certaines paralysies périphériques.

L'élongation des nerfs a été introduite dans la thérapeutique par Nussbaum. En 1860, pendant une résection du coude faite par ce chirurgien, le nerf cubital fut très fortement distendu par le crochet d'un aide ; après l'opération, on constata la disparition de crampes tétaniques, qui existaient auparavant dans le membre. Nussbaum attribua ce phénomène à la distension accidentelle, subie par le nerf. Il fut confirmé dans cette idée par un fait, observé par Billroth en 1869, et présentant une certaine analogie avec le précédent. Aussi

Nussbaum se décida-t-il, en 1872, à pratiquer une élongation, pour une contracture du membre supérieur, consécutive à une contusion ; il obtint un plein succès.

Adoptée aussitôt par les chirurgiens, l'élongation des nerfs ne tarda pas à être essayée dans des affections très diverses : les névralgies, les affections convulsives partielles et même générales, les paralysies périphériques, l'ataxie locomotrice, etc. Les données actuelles ne nous permettent pas encore de porter un jugement définitif sur la valeur de cette opération. Essayons cependant de dégager les notions, qui semblent acquises.

I

Un mot d'abord sur le manuel opératoire de l'élongation.

L'opération, que la plupart des chirurgiens pratiquent avec le secours de l'anesthésie chloroformique, comprend quatre temps : 1° l'incision, qui devra être, autant que possible, parallèle au trajet du nerf ; 2° la recherche du nerf ; 3° son isolement ; 4° son élongation.

Les trois premiers temps ont une parfaite analogie avec la manière dont on procède pour isoler une artère, que l'on se propose de lier. On aura soin de réduire le traumatisme au minimum possible, pour ne pas entraver la réunion par première intention après l'opération ; il est, en effet, très important d'éviter la formation d'un tissu de cicatrice, susceptible de comprimer le nerf.

Quant à l'élongation proprement dite, on peut la pratiquer soit avec le doigt, soit avec une sonde cannelée, soit avec un crochet mousse. Gillette a fait construire un crochet, portant un dynamomètre à la partie moyenne de sa tige de traction. Malheureusement les indications, fournies par les auteurs sur la force déployée pour faire l'élongation, sont des plus vagues.

Trombetta, qui a fait des expériences sur la résistance des nerfs à la traction, et qui a procédé, autant que possible, comme pour l'élongation appliquée sur le vivant, est arrivé à déterminer la force nécessaire pour amener la rupture des différents cordons nerveux. Il estime cette force à 84 kilogrammes pour le nerf sciatique ; 52 kilogrammes pour le nerf poplité ; 38 kilogr. pour le nerf crural et le nerf médian ; 27 kilogr., 750 pour le nerf radial; 26 kilogr., 500 pour le nerf cubital ; 5 kilogr., 477 pour le nerf sous-orbitaire ; 2 kilogr., 720 pour le nerf sus-orbitaire ; 2 kilogr., 492 pour le nerf mentonnier.

Trombetta et Gillette pensent que, dans une élongation, il suffit de déployer une force égale au tiers de la force nécessaire pour amener la rupture du nerf. Mais cette donnée est basée sur le raisonnement bien plus que sur l'expérience.

La plupart des chirurgiens exercent les tractions dans un sens perpendiculaire à l'axe du nerf. D'autres chirurgiens tirent successivement dans la direction centripète et dans la direction centrifuge ; toutefois, l'expérimentation semblant démontrer que les tractions centripètes agissent plutôt sur la sensibilité et les tractions centrifuges sur la motilité, ces dernières, qui peuvent avoir pour conséquence une paralysie motrice, ne doivent être employées qu'avec réserve.

Avant d'exercer des tractions sur un nerf, il est indiqué d'immobiliser le membre, de peur que la flexion des articulations ne permette au nerf de former une anse trop considérable et n'ait pour conséquence une destruction étendue des connexions du nerf avec sa gaîne.

Trombetta a proposé, pour l'élongation du nerf sciatique, un procédé, qui a l'avantage d'éviter une opération sanglante, mais sur la valeur duquel il n'est pas encore possible de se prononcer. Il consiste, après anesthésie complète du malade, à fléchir la cuisse sur le bassin, en dépassant l'angle droit, tout en maintenant la jambe étendue sur la cuisse.

Verneuil préfère à l'élongation une opération, qu'il appelle *neurotripsie*, et qui lui a réussi dans plusieurs cas de spasmes musculaires. Elle consiste à isoler le nerf, puis à le froisser entre les doigts et une sonde cannelée.

Les auteurs sont loin d'être d'accord sur les effets anatomiques et physiologiques de l'élongation des nerfs. Sans aborder ici cette question controversée, je me contenterai de dire que, le plus souvent, l'élongation paraît déterminer la rupture d'un certain nombre de faisceaux nerveux et diminuer la conductibilité du nerf. L'élongation d'un gros tronc nerveux retentit jusque sur la moelle épinière.

II

Au premier rang des affections, dans lesquelles on a pratiqué l'élongation, se placent les *névralgies*.

Si l'on s'en tenait aux statistiques publiées, les résultats de cette opération seraient des plus satisfaisants. Sur 180 élongations faites pour des névralgies, Chandler (1) compte 121 guérisons, 18 améliorations et 41 insuccès. Vincenzo Omboni (2), qui a réuni 222 faits d'élongations dirigées contre des névralgies, note 143 guérisons, 62 améliorations, 16 insuccès et 1 mort.

Les névralgies de la face ont donné des résultats moins favorables que les névralgies des membres. D'après Omboni, dans 62 névralgies de la face, l'élongation n'a donné que 31 guérisons, contre 24 améliorations et 7 insuccès ; tandis que, sur 37 névralgies des membres supérieurs, on a observé 23 guérisons, 13 améliorations et 1 insuccès, et que 117 névralgies des membres inférieurs (pour la plupart desquelles on avait pratiqué l'élongation du nerf sciatique) ont fourni 85 guérisons, 24 améliorations, 7 insuccès, enfin 1 mort par pyohémie.

Il est à remarquer que la plupart des observations sont publiées trop peu de temps après l'opération, et que, par suite, il est impossible de connaître la proportion des guérisons définitives. Ainsi Walsham (3),

(1) CHANDLER (*Medical Record*, New-York, 9 septembre 1882).
(2) VINCENZO OMBONI (*Ann. univ. di med. e chir.*, mars 1883).
(3) WALSHAM (*British med. journal*, décembre 1880).

ayant pu retrouver 14 malades guéris d'une névralgie par l'élongation, a constaté 9 guérisons définitives et 5 récidives, survenues au bout d'un temps, qui a varié de cinq à dix-huit mois.

D'ailleurs, un élément important, dont les auteurs font souvent bon marché, est la nature de la névralgie. Il serait intéressant de connaître l'influence de la cause de la névralgie sur le résultat de l'élongation.

Un grand nombre d'*affections spasmodiques locales ou générales* ont été traitées par l'élongation. Chandler (1) a réuni 27 cas relatifs à des affections spasmodiques locales (tics, torticolis, etc.), et il compte 19 guérisons, 2 améliorations et 6 insuccès ; 5 élongations pour contractures ont donné 3 guérisons et 2 insuccès. Omboni (2), sur 25 élongations pour contractures avec spasmes cloniques, trouve 11 guérisons, 13 améliorations et 1 insuccès.

Quoi qu'il en soit de ces chiffres généraux, si l'on borne son examen à l'élongation du nerf facial, pratiquée pour le tic convulsif de la face, on constate que la plupart des cas publiés sont ou des insuccès ou des succès temporaires.

L'élongation a été tentée dans l'*épilepsie* et le *tétanos*, dans des cas où ces affections semblaient avoir leur point de départ à la périphérie. D'après Chandler, 15 élongations pour épilepsie ont donné 12 guérisons et 3 insuccès ; tandis que 50 élongations pour tétanos traumatique n'ont fourni que 9 guérisons, contre 3 amé-

(1) CHANDLER (*loc. cit.*).
(2) OMBONI (*loc. cit.*).

liorations et 38 insuccès. Omboni compte 7 cas d'épilepsie, traités par l'élongation et fournissant 2 guérisons, 4 améliorations et 1 insuccès ; 51 élongations pour tétanos ne donnent que 10 guérisons, contre 41 morts ; dans 11 cas mortels on a observé un soulagement momentané.

Les *paralysies périphériques* ont été traitées également par l'élongation des nerfs. Sur 39 cas de paralysies périphériques soumis à ce traitement (dont 33 ont trait à la lèpre anesthésique), Chandler note 1 guérison, 36 améliorations, 2 insuccès (ces derniers se rapportant à des cas de paralysie infantile).

Cependant, à ne considérer que les paralysies traumatiques, les résultats sont bien supérieurs à ceux que paraissent indiquer les chiffres précédents. Ainsi, von Muralt (1) a obtenu un succès durable dans une paralysie du nerf radial, consécutive à une fracture de l'humérus avec déplacement des fragments. Sonnenburg (2) a pleinement réussi dans une paralysie du nerf sciatique, occasionnée par une luxation du fémur. Blum compte aussi un succès pour une paralysie traumatique de la sensibilité et du mouvement de l'avant-bras.

Je n'insisterai pas sur les résultats de l'élongation dans les *affections du système nerveux central*. Sur 149 cas de ce genre, dont 99 concernent l'*ataxie locomotrice*, Omboni compte 5 guérisons, 100 améliorations, 27 insuccès et 17 morts, dont 10 sont imputables à l'o-

(1) Von Muralt (*Correspondenz-Blatt für schweizer Aerzte*, 15 mars 1882).
(2) Sonnenburg (*Berlin. klin. Woch.*, 4 février 1884).

pération. Mais plusieurs auteurs ont remarqué que l'amélioration, souvent temporaire, d'ailleurs, était limitée aux douleurs, tandis que les troubles de la motilité se trouvaient, au contraire, exagérés par l'intervention.

Citons, en terminant, l'élongation du nerf nasal externe, qui, suivant Badal, Abadie, Trousseau (1), aurait une action curative sur le *glaucome*. Toutefois les malades, dont parlent ces auteurs, n'ont pas été suivis bien longtemps après l'opération, et peut-être y a-t-il lieu d'admettre, avec Gillet de Grandmont (2), que l'élongation a une action, non pas contre le **glaucome** lui-même, mais uniquement contre l'élément douleur.

III

Il est évident que l'élongation des nerfs expose le malade aux accidents communs à toutes les interventions chirurgicales, et plusieurs fois ces accidents ont été mortels. Mais, pendant longtemps, on n'avait signalé aucun accident spécial à l'élongation. Aujourd'hui un certain nombre de faits sont venus démontrer que l'innocuité de cette opération n'est pas absolue.

Westphal (3), ayant fait l'autopsie d'un homme, atteint de lésions des centres nerveux, chez qui l'élongation du nerf crural droit avait été pratiquée trois ans auparavant, attribua à cette opération une dégénérescence médullai-

(1) TROUSSEAU. *De l'élongation du nerf nasal externe dans le traitement du glaucome.* Thèse de Paris, 1883.

(2) GILLET DE GRANDMONT (*Gaz. d'ophthal.*, septembre 1883).

(3) WESTPHAL (*Charité-Annal.*, Jahrg. VIII, S. 372).

re, localisée dans la partie droite de la portion lombaire. Chez cet homme, les autres lésions, présentées par les centres nerveux, siégeaient toutes dans l'encéphale et dans la partie supérieure de la moelle.

Kulenkampff (1) observa des accidents mortels chez un ataxique, âgé de quarante-trois ans, chez qui il avait fait l'élongation des deux nerfs sciatiques. A partir du réveil chloroformique et jusqu'à la mort, l'opéré éprouva des douleurs effroyables, non seulement dans les membres inférieurs, où elles étaient confinées avant l'élongation, mais encore tout le long du dos jusqu'à l'occiput. Ces douleurs se compliquèrent d'opisthotonos et de trismus. Dès le lendemain de l'opération, survenait aussi un violent catarrhe vésical, qui entraîna la mort du malade.

Berger a rapporté, à la Société de chirurgie, dans la séance du 24 décembre 1884, l'histoire d'un hémiplégique, chez qui il avait pratiqué l'élongation du nerf sciatique : la force de traction avait été de 8 à 9 kilogrammes et toutes les précautions antiseptiques avaient été prises. Cependant, le lendemain, le malade présentait un phlegmon gangréneux au niveau de la région opératoire, et, quelques heures après, il mourait dans le coma. L'autopsie fit constater l'existence d'une méningo-myélite suppurée, avec petits foyers de pus concret remontant le long du sciatique.

On remarquera que, dans ces divers cas à terminaison malheureuse, il existait, avant l'opération, des lésions des centres nerveux, lésions qui probable-

(1) KULENKAMPFF (*Berlin. klin. Woch.*, 28 novembre 1881).

ment ont prédisposé la moelle à ressentir d'une façon fâcheuse le contre-coup de l'élongation.

Nicaise a appelé l'attention des chirurgiens sur les accidents, que pourrait provoquer l'élongation des nerfs crâniens, et les faits semblent donner raison à ses appréhensions. Artaud et Gilson (1) parlent, en effet, de plusieurs cas, restés inédits, dans lesquels l'élongation du facial ou du trijumeau a produit des phénomènes réflexes graves, tels que syncope et convulsions généralisées. Tillaux a vu la fonte purulente de l'œil succéder à une distension involontaire du nerf sous-orbitaire pendant une résection du maxillaire supérieur.

Enfin l'élongation, pratiquée sur des nerfs moteurs ou mixtes, a déterminé quelquefois des paralysies. D'habitude ces paralysies sont temporaires ; mais on cite des exemples de paralysies persistantes, en particulier à la suite de l'élongation du nerf facial.

J'ai parlé précédemment de la méthode non sanglante de Trombetta, applicable à l'élongation du nerf sciatique. Ce procédé a l'avantage d'éviter la plaie, mais il peut occasionner de vastes épanchements sanguins, et de larges déchirures musculaires. Fiorani (2) a observé, en l'employant, la déchirure du muscle carré crural ; Medini (3) a vu la rupture du biceps, du demi-tendineux et du demi-membraneux. Ces accidents n'ont eu, d'ailleurs, aucune suite fâcheuse.

---

(1) ARTAUD ET GILSON (*Revue de chir.*, 1882, p. 210).
(2) FIORANI (*Ann. univ. di med.*, fév. 1883).
(3) MEDINI (*Bull. di sc. med.*, n° 3, 1883).

IV

Que conclurons-nous de ce rapide exposé? Deux faits se dégagent avant tout : l'élongation n'est pas d'une innocuité absolue, et les succès très inconstants, qu'elle fournit, sont le plus souvent incomplets ou temporaires. On n'aura donc recours à l'élongation qu'après avoir employé inutilement les moyens médicaux, à moins que la gravité de l'affection, jointe au peu d'efficacité du traitement médical, ne commande, comme dans le tétanos, une intervention immédiate.

Pour la cure des névralgies, il y a lieu de se demander si l'élongation doit être préférée à la section ou à la résection des nerfs. Lorsqu'il s'agit d'un nerf mixte (ce qui est le cas dans la plupart des névralgies des membres), il ne saurait y avoir de doute, l'élongation ayant l'avantage de conserver à peu près intacte la fonction motrice du nerf, fonction que la névrotomie et la névrectomie suppriment souvent d'une manière définitive.

Si la névralgie siége sur un nerf purement sensitif, par exemple un filet sensitif du trijumeau, il est difficile de se prononcer sur la valeur respective de ces opérations. Aucune d'elles ne garantit le succès et ne met à l'abri de la récidive. Mais, l'élongation des nerfs de la face n'étant pas exempte de danger, la section et surtout la résection nerveuse paraissent préférables.

Dans les affections spasmodiques locales ou générales, l'élongation reprend tous ses avantages sur la névrotomie et la névrectomie, parce que l'opération s'adresse

à des nerfs moteurs ou mixtes. On y aura recours, en
particulier, dans l'épilepsie réflexe et dans le tétanos
traumatique, lorsque l'on reconnaîtra à ces névroses
un point de départ périphérique.

L'élongation rendra quelquefois service dans les paralysies périphériques, surtout dans les paralysies traumatiques.

Je n'oserais pas conseiller cette opération dans le
glaucome, contre lequel l'iridectomie reste le moyen
héroïque.

Quant aux affections du système nerveux central,
spécialement l'ataxie locomotrice, l'influence de l'élongation sur elles est si variable et parfois si fâcheuse
qu'il est plus prudent d'écarter, dans ces cas, ce
mode d'intervention chirurgicale.

II

De la guérison des anévrysmes par inflammation du sac.

Deux causes peuvent amener la guérison spontanée des anévrysmes : 1° l'oblitération de la poche par des caillots fibrineux (qui est le mode de guérison à la fois le plus fréquent et le plus sûr) ; 2° l'inflammation du sac. — L'inflammation est entourée de dangers ; mais, dans quelques cas exceptionnels elle a amené la disparition définitive de l'anévrysme. — Observation de guérison par inflammation d'un anévrysme de la fesse.

I

On sait depuis longtemps que les anévrysmes guérissent parfois spontanément. Hodgson déjà avait réuni les faits de ce genre, connus de son temps, et avait étudié le mécanisme de ces guérisons. La question fut reprise par Broca, qui l'analysa de plus près et montra que les causes de guérison spontanée peuvent être réduites à deux : 1° l'inflammation du sac ; 2° son oblitération par des caillots fibrineux.

De ces deux modes de guérison, le second est incomparablement le plus fréquent. C'est aussi le plus sûr, celui que Broca désignait avec raison sous le nom de *guérison naturelle des anévrysmes*, celui que cherchent à réaliser la plupart des méthodes de traitement.

Au contraire, l'inflammation du sac fait courir au malade les plus grands dangers, surtout si le sac suppure ou se gangrène ; une hémorrhagie formidable est alors à craindre, et la mort peut être la conséquence d'un semblable accident.

Cependant, même en cas de suppuration ou de gangrène, la guérison est possible.

Hodgson cite un exemple de ce genre, relatif à un homme de 35 ans, porteur d'un volumineux anévrysme du pli de l'aine. Sous l'influence de la distension, la peau, qui recouvrait la tumeur, parut s'enflammer, puis se sphacéla. L'inflammation éliminatrice fit place à un travail ulcératif, qui s'étendit au périnée et aux parois abdominales ; le sac, largement ouvert, laissa échapper plusieurs livres de caillots. Mais il n'y eut pas d'hémorrhagie, et le malade guérit de sa tumeur et de la large plaie, qui avait été la conséquence de son élimination par gangrène.

Dans ce cas, ainsi que le fait remarquer Le Fort (1), la gangrène n'a fait que détruire la tumeur, que l'inflammation avait solidifiée. En effet, au moment où la peau a paru s'enflammer, on s'est aperçu que la tumeur avait acquis un grand degré de dureté et que les pulsations avaient disparu ; c'est donc l'inflammation qui a été l'agent de la guérison.

Le même phénomène peut se produire, lorsqu'une suppuration se déclare dans le tissu cellulaire périanévrysmal ou même dans la paroi du sac.

Dans ces diverses circonstances, pour que la guérison ait lieu, il faut que l'inflammation ait pour résultat l'oblitération du sac par des caillots solides. Si l'obli-

_ (1) Le Fort. (*Dict. encyclop. des sc. méd.*, *Anévrysme*, série I, t. IV, p. 558).

tération est suffisante et qu'elle s'étende jusqu'à l'orifice de l'artère afférente, l'hémostase est assurée, et l'ouverture ultérieure du sac par la suppuration n'offre plus qu'un danger limité.

On comprend fort bien que, si l'inflammation peut amener la guérison d'un anévrysme, même en cas de suppuration ou de gangrène, il peut en être ainsi, à plus forte raison, en l'absence de ces complications ; car celles-ci ont plutôt pour effet de détruire le travail d'oblitération, déterminé par l'inflammation simple.

Toutefois les cas de guérison d'un anévrysme par inflammation sont extrêmement rares, à tel point que quelques auteurs ont révoqué en doute la possibilité d'une semblable terminaison. D'après Le Fort, « dans quelques cas exceptionnels, la guérison *a paru* succéder à une inflammation modérée du sac anévrysmal ; mais, plus souvent, cette inflammation, même contenue dans des limites restreintes, n'a amené qu'une guérison momentanée, le caillot formé n'ayant pu résister à l'effort du sang et se laissant dissocier lorsque le sang tend à revenir de nouveau dans la poche anévrysmale ».

Cette rareté de la guérison des anévrysmes par inflammation m'engage à publier un exemple de guérison de ce genre, dont j'ai été témoin.

II.

Un ouvrier lithographe, âgé de 21 ans, de tempérament lymphatique, se présentait, le 26 août 1879, à l'hôpital Saint-Léon, à Nancy, demandant à être traîté pour un anévrysme de la fesse.

Il racontait que, le 10 août, se trouvant, à son atelier, debout près d'une table, il s'était retourné brusquement et que, dans ce mouvement, il avait senti un instrument piquant pénétrer dans sa fesse gauche. Il venait de s'enfoncer dans la fesse un grattoir, dont la lame, en forme de fer de lance, peu pointue, mais très tranchante aux environs de la pointe, dépassait le bord de la table, tandis que le manche de l'instrument prenait un point d'appui solide contre un objet déposé sur cette table.

Immédiatement la plaie avait donné issue à un jet de sang rutilant ; mais, après une perte de sang d'environ 200 grammes, l'hémorrhagie avait été arrêtée facilement par la compression.

Bientôt après, le malade avait remarqué que la fesse gauche enflait considérablement, et, en y portant la main, il y avait perçu des battements. Il avait gardé le lit le lendemain et le surlendemain de l'accident, puis était retourné à son atelier le 13 août. A ce moment, la plaie était cicatrisée ; mais le blessé éprouvait dans toute la fesse des douleurs sourdes, sans irradiations, et les battements continuaient d'être perceptibles.

Le 15 août, en éternuant, il avait eu une sensation très nette de rupture dans la région tuméfiée ; aussitôt le gonflement et les battements s'étaient accrus, en même temps que les douleurs étaient devenues plus intenses.

Le 18, un médecin, consulté par le malade, avait enfoncé dans la tumeur un trocart capillaire, et l'instrument avait laissé échapper environ 200 grammes de sang rutilant. Le médecin avait immédiatement retiré le trocart et exercé une compression sur la tumeur.

Enfin, le 26, le malade, ne voyant aucune amélioration dans son état, s'était décidé à quitter Pont-à-Mousson, sa résidence, pour venir à Nancy. Il avait fait le trajet en chemin de fer, en troisième classe ; pendant une heure, il avait été assis sur une banquette en bois, la région malade se trouvant ainsi exposée aux chocs et à la trépidation du train en marche.

Lorsque j'examinai ce jeune homme, le 27 août, je remarquai, tout d'abord, sur la fesse gauche deux cicatrices : l'une provenant de la plaie faite par le grattoir, l'autre située à 2 centimètres au-dessous de la première et due à la ponction exploratrice.

La première cicatrice, oblique, présentait une forme elliptique et mesurait, dans ses deux diamètres, 6 millimètres et 3 millimètres. Distante verticalement de 10 centimètres de la crête iliaque, et située à 14 centimètres de l'épine iliaque antéro-supérieure, elle se trouvait à 1 centimètre et demi ou 2 centimètres au-dessous d'une ligne horizontale passant par cette épine, et un peu au-dessous d'une ligne oblique reliant l'épine iliaque postéro-supérieure à l'angle postéro-supérieur du grand trochanter ; enfin elle était de 4 à 5 centimètres au-dessous d'une ligne joignant les deux épines iliaques supérieures, l'antérieure et la postérieure.

De ces données on pouvait conclure que la cicatrice était située à un ou deux centimètres environ au-dessous du point d'émergence de l'artère fessière. D'ailleurs, je n'avais aucune indication précise sur la direction, qu'avait pu suivre l'instrument en pénétrant dans les chairs.

La fesse offrait un gonflement notable, sans changement de coloration de la peau, gonflement dont le point culminant était à 5 ou 6 centimètres au-dessous de la cicatrice. La tumeur était animée de battements, visibles à l'œil nu et perceptibles à la main. Les deux mains, appliquées sur elle de part et d'autre de sa partie la plus saillante, étaient non seulement soulevées, mais encore fortement écartées l'une de l'autre. Ce mouvement d'expansion, isochrone au pouls, était manifeste sur une étendue de 14 centimètres en hauteur et de 18 centimètres en largeur. Il n'existait pas de frémissement vibratoire.

A l'auscultation, on percevait un souffle continu, sourd, avec redoublement intense au moment de la diastole artérielle. Ce souffle s'étendait sur une grande surface dans tous les sens, mais surtout dans la direction du sacrum et de la colonne vertébrale, où il était encore perçu à 20 centimètres du point culminant de la tumeur.

Le malade était couché sur le côté droit, la cuisse gauche à moitié fléchie. Il accusait, dans la fesse gauche, une douleur sourde, avec irradiations lancinantes le long de la partie postérieure de la cuisse et de la jambe, jusque vers les malléoles ; le pied était épargné

Ces douleurs suivaient nettement le trajet du nerf petit sciatique.

Dans le creux poplité se voyait une tache ecchymotique jaunâtre, que le blessé disait avoir remarquée, avec la même teinte, huit jours après l'accident.

Le malade avait le teint pâle, la langue blanchâtre ; il avait peu d'appétit et n'avait pas eu de selle depuis trois jours. Le pouls, petit, régulier, donnait 75 pulsations ; la température était normale. La douleur du membre inférieur gauche enlevait tout sommeil à cet homme.

Je prescrivis provisoirement le repos absolu, la diète lactée, un lavement purgatif, des injections hypodermiques de morphine, enfin une légère compression sur la tumeur. Cette compression, très douloureuse, ne fut pas supportée et dut être supprimée.

Le 29 août, je constatai que les battements étaient bien moins forts dans la tumeur, et que le bruit de souffle était moins intense. Par contre, la fesse était plus douloureuse, plus chaude au toucher ; elle semblait rougir légèrement ; les irradiations douloureuses étaient beaucoup plus vives.

Ces phénomènes s'accentuèrent encore les jours suivants. Le 1er septembre, une ligne, tirée de l'épine iliaque antéro-supérieure au point le plus saillant de la crête sacrée, mesurait 33 centimètres, si elle passait par la plaie traumatique, et 33 1/2 centimètres, si elle passait par la plaie due à la ponction exploratrice. Le 1er au soir, T. 38°,5 ; P. 120.

Les douleurs augmentèrent le 2 et le 3 septembre,

nécessitant des injections de morphine répétées. Elles commencèrent à diminuer à partir du 4, pour disparaître complétement le 6. Ce même jour, 6 septembre, le souffle et les battements avaient cessé d'être perceptibles ; la tumeur était plus dure, plus résistante. Toutefois les résultats de la mensuration étaient sensiblement les mêmes que précédemment.

Les jours suivants, le malade parvint à étendre la cuisse, qu'il était auparavant obligé de tenir demi-fléchie. Il était définitivement débarrassé des douleurs ; les battements et le souffle ne reparurent plus. Je le maintins au lit et à la diète lactée. Dans les premiers jours d'octobre, je lui permis une alimentation un peu plus substantielle, mais toujours très modérée.

Cependant la consistance de la tumeur, qui était d'une certaine dureté après la cessation des battements, était devenue peu à peu élastique, puis presque fluctuante. Cette pseudo-fluctuation était constatée depuis le milieu de septembre.

Le 11 octobre, je pratiquai une ponction exploratrice de la tumeur à l'aide de l'appareil Potain. Le trocart capillaire, enfoncé un peu en dehors des deux cicatrices, sembla pénétrer dans une poche, où il jouissait d'un peu de mobilité ; mais aucun liquide ne put être extrait par l'aspiration. Un mandrin, introduit dans la canule du trocart, ramena à son extrémité une matière visqueuse, rouge, paraissant être une parcelle de caillot sanguin en partie ramolli. Je retirai le trocart et appliquai sur l'ouverture un carré de linge collodionné.

Le 28 octobre, les mensurations, faites de la même manière que le 1ᵉʳ septembre, donnèrent 30 1/2 et 31 centimètres, au lieu de 33 et 33 1/2, soit une diminution de 2 1/2 centimètres. Ce même jour, le malade se leva pour la première fois.

Il quitta l'hôpital le 23 novembre, à peu près dans le même état ; la consistance de la tumeur était toujours très élastique.

III

Dans l'observation qui précède, le diagnostic n'est pas douteux : il s'agit d'un anévrysme artériel traumatique. Les mensurations, que j'ai prises, prouvent que le point, où a pénétré le grattoir, est situé à 1 ou 2 centimètres au-dessous du lieu d'émergence de l'artère fessière, et l'on sait, d'autre part, que l'artère ischiatique émerge à environ 3 centimètres au-dessous de l'artère fessière. Comme la direction suivie par le grattoir dans les chairs est restée incertaine, il est impossible de savoir si la lésion a porté sur l'artère fessière ou sur l'artère ischiatique, ou encore sur une des branches de la fessière.

Quoi qu'il en soit, je comptais traiter cet anévrysme par les injections de perchlorure de fer ; mais, avant d'agir, je désirais observer pendant quelques jours la marche de l'affection. C'est sur ces entrefaites que sont survenues les modifications, qui ont amené la guérison de l'anévrysme.

La cause de cette évolution ne paraît pas douteuse ;

ce sont les chocs répétés, supportés par la tumeur pendant un trajet en chemin de fer dans un compartiment de troisième classe.

Les symptômes ont bien été ceux de l'inflammation de l'anévrysme. La fesse est devenue plus douloureuse, plus chaude au toucher, légèrement rouge ; les irradiations douloureuses ont été très vives, et un mouvement fébrile s'est déclaré. En même temps, les battements et le bruit de souffle étaient moins forts.

Il était évident que l'évolution, accompagnée de ce cortége inflammatoire, avait pour conséquence la diminution de la circulation sanguine dans la poche anévrysmale, et cette diminution ne pouvait être due qu'à une coagulation de sang dans l'intérieur du sac.

Si l'on admet comme point de départ de l'inflammation le trajet du malade en chemin de fer, on arrive à cette conclusion que l'oblitération de l'anévrysme a été complète en onze jours. Au bout de ce temps, les battements et le bruit de souffle avaient disparu, tandis que la tumeur était devenue de plus en plus dure et résistante.

Les douleurs, après avoir augmenté pendant sept jours, avaient ensuite diminué progressivement, pour disparaître onze jours après le début de l'inflammation. Il y a donc eu concordance entre la cessation des douleurs et la disparition des phénomènes, indiquant l'existence d'une poche en communication avec la circulation artérielle.

A ce moment, le caillot sanguin était dur ; mais il ne tarda pas à prendre une consistance de plus en plus élastique, au point de donner, une dizaine de jours après sa formation, une sensation de fausse fluctuation. Cette sensation n'indiquait nullement une liquéfaction du caillot, ainsi que l'a prouvé le résultat de la ponction exploratrice ; le caillot a dû subir simplement un certain degré de ramollissement. D'ailleurs, la consistance de la tumeur ne s'était pas modifiée, à l'époque où le malade quitta l'hôpital, c'est-à-dire deux mois et demi après la formation du caillot.

Pendant la période d'acuité des phénomènes inflammatoires, le volume de l'anévrysme n'a pas semblé subir de modification sensible. Mais, une fois le caillot formé, la tumeur a diminué de volume, d'une façon lente, mais progressive.

J'ai eu des nouvelles de ce malade plusieurs mois après sa sortie de l'hôpital. Il avait pu reprendre ses occupations, et la guérison s'était maintenue. Tout indique donc qu'il s'agit là d'une guérison définitive de cet anévrysme.

Est-ce à dire que le chirurgien, s'inspirant d'un cas semblable, doive chercher à provoquer l'inflammation d'un anévrysme dans un but thérapeutique ? Personne, je crois, n'oserait le conseiller ; l'inflammation est un moyen trop incertain dans ses effets, trop périlleux, que le chirurgien doit craindre plutôt que désirer.

Mais si, malgré lui, cet accident se produit, qu'il essaie, du moins, d'en profiter. Son intervention, d'ailleurs, sera plutôt passive qu'active ; son rôle se réduira à tenter de modérer la violence de l'inflammation. Le repos du malade, une diète sévère, quelques révulsifs locaux pourront être indiqués. Le plus souvent, le processus inflammatoire continuera son évolution, heureuse ou malheureuse, sans se laisser modifier par les efforts du chirurgien, et la guérison, si elle survient, pourra être considérée comme une guérison spontanée.

III

Du traitement de l'érysipèle par les scarifications.

Le vrai traitement de l'érysipèle est le traitement préventif. — L'érysipèle doit
devenir une rareté dans les services de chirurgie. — Traitement de l'érysipèle par les scarifications : procédés de Kraske, de Riedel. — Les résultats
de cette méthode paraissent favorables.

I

Le vrai traitement de l'érysipèle est aujourd'hui le
traitement préventif, et la méthode antiseptique nous
fournit les moyens d'éviter l'explosion de cet accident.
C'est dire que l'érysipèle doit tendre à disparaître dans
les services de chirurgie.

Cependant cette disparition ne saurait être absolue.
Certains sujets, atteints de lésions traumatiques, ne se
présentent au chirurgien qu'après le développement de
l'érysipèle, ou encore avant ce développement appa-
rent, mais à un moment où ils sont déjà en puissance
de la maladie.

Chez d'autres, il s'agit de traumatismes accidentels
ou chirurgicaux, siégeant dans des régions, qu'il est
difficile de garantir d'une manière efficace par les pansements. Ainsi, par exemple, une plaie, qui divise dans
toute son épaisseur la lèvre ou la joue, peut être infectée par la bouche ; d'autre part, chez bien des malades,

il est difficile d'obtenir qu'une semblable plaie ne soit
pas souillée, plus ou moins, par la salive ou les aliments.
Dès lors, la plaie n'est plus à l'abri des accidents septiques, et il est possible qu'un érysipèle se déclare.

Enfin il est une catégorie de personnes, chez qui le ger-
me de l'érysipèle semble provenir, non pas de l'extérieur, mais bien de l'organisme lui-même. Ces malades
sont sujets à des érysipèles à répétition, qui ne peuvent
être expliqués par une contagion extérieure; et l'on est
amené à admettre, avec Verneuil, que, chez eux, à la
suite d'un premier érysipèle, le microbe de la maladie
a continué à vivre à l'état latent, ignoré du médecin et
du malade, endormi, pour ainsi dire, mais prêt au réveil et manifestant sa présence de temps en temps par
des poussées nouvelles de la maladie.

J'ai observé récemment un cas de ce genre. Il
s'agissait d'une femme de soixante-douze ans, qui avait
été prise d'érysipèle de la face au moins douze fois. Elle
avait subi, à l'âge de soixante-deux ans, l'extirpation
de la glande parotide atteinte de sarcome. Sept ans
après, elle avait été opérée pour une récidive ganglion-
naire du néoplasme. Enfin elle se présentait de nouveau à l'hôpital, pour une deuxième récidive dans les
ganglions de la région carotidienne. Les deux premières
opérations, faites par deux chirurgiens différents, avaient
été suivies d'érysipèle, et cette complication était survenue quatre ou cinq jours après l'intervention chirurgicale. Les autres érysipèles, dont le plus ancien
remontait à une trentaine d'années, étaient apparus
sans cause connue.

Malgré ces antécédents fâcheux, j'opérai la malade. Bien que je me fusse entouré de toutes les précautions antiseptiques, et bien qu'il n'y eût, à ce moment, aucun cas d'érysipèle dans mes salles, un érysipèle se déclara le cinquième jour ; mais cet accident, à marche bénigne, n'eut aucune conséquence grave et n'empêcha même pas la réunion de la plaie par première intention.

Les considérations, qui précèdent, montrent que, si l'érysipèle doit devenir une rareté dans les services de chirurgie, il pourra cependant s'y présenter de loin en loin à l'état sporadique.

II

Les différents modes de traitement, employés pour combattre un érysipèle déclaré, sont considérés généralement comme peu efficaces ; aussi beaucoup de chirurgiens se contentent-ils d'un traitement purement palliatif. Est-ce à dire que l'art soit impuissant contre cette maladie ? Il n'en serait rien, si nous en croyons les partisans du traitement de l'érysipèle par les scarifications.

Cette méthode n'est pas précisément nouvelle. Dobson, en 1828, et après lui Bright pratiquaient sur la surface érysipélateuse un très grand nombre de piqûres. Plus tard, Schützenberger conseilla, dans l'érysipèle, les scarifications superficielles. Mais ces tentatives restèrent sans écho.

Aujourd'hui nous voyons reparaître le même mode

de traitement, mais avec cette différence que les plaies, résultant des scarifications, sont mises en contact avec des substances antiseptiques. C'est ce qu'on appelle, en Allemagne, la méthode de Kraske.

Le procédé, mis en usage, consiste dans de nombreuses scarifications ponctuées et dans de petites incisions, ayant jusqu'à 1 centimètre de long. Ces incisons, au nombre de quinze ou vingt par pouce carré, sont, en majeure partie, superficielles ; toutefois quelques-unes d'entre elles (environ une par centimètre carré) divisent toute l'épaisseur de la peau. Toute la surface malade est traitée de cette façon, et l'on dépasse même de 1 ou 2 centimètres les limites de la rougeur.

Tel est, du moins, le procédé primitif; mais celui-ci a subi des modifications entre les mains d'autres chirurgiens. Ainsi, à l'hôpital d'Aachen, la pratique de Riedel, relatée par son assistant Classen (1), est la suivante :

Partant de ce fait qu'un érysipèle, qui a cessé de gagner du terrain, n'est plus accompagné d'aucune manifestation fébrile et peut être considéré comme guéri, Riedel ne pratique les scarifications que sur les limites des parties envahies.

Après chloroformisation, il fait des incisions de 6 à 8 centimètres de long, disposées de telle façon que la moitié de chaque incision passe sur le terrain infecté, tandis que l'autre moitié empiète sur les portions encore saines. Ces incisions, espacées d'un demi-centimètre, sont croisées, à angle très aigu, par une seconde

---

(1) CLASSEN (*Centralblatt für Chirurgie*, 7 mai 1887).

rangée d'incisions, et le point d'entre-croisement correspond à la limite de l'érysipèle.

Pour un érysipèle du sein, les scarifications doivent circonscrire toute la région mammaire ; il faut, pour cela, environ 200 à 300 incisions, que l'on peut faire en dix minutes. S'agit-il d'un érysipèle d'un membre ? ll est nécessaire que les scarifications décrivent, autour du membre, un cercle complet et même, s'il y a lieu, deux cercles complets, l'un au-dessus, l'autre au-dessous de la zone malade.

Les parties scarifiées sont recouvertes de compresses trempées dans une solution de sublimé corrosif 1/1000, compresses que l'on renouvelle trois fois par jour.

Les plaies, résultant de l'opération, guérissent dans l'espace d'un petit nombre de jours, ne laissant après elles que des cicatrices peu apparentes, qui, d'ailleurs, disparaissent d'ordinaire au bout de quelques semaines.

Cependant il est des sujets, qui offrent une prédisposition fâcheuse à la formation de cicatrices saillantes, et il est possible que, dans certains cas, la scarification laisse persister des traces indélébiles. On est donc en droit de se demander s'il y a lieu d'appliquer cette méthode au traitement de l'érysipèle de la face.

III

A l'appui du traitement préconisé par Riedel, Classen cite les résultats obtenus par ce chirurgien dans 11 cas d'érysipèle, qu'il a observés dans l'espace de huit mois.

Il est impossible de ne pas être frappé de ce nombre relativement considérable d'érysipèles, survenus dans le service d'un chirurgien, qui prétend appliquer la méthode antiseptique. Ces érysipèles ont été presque tous consécutifs à une intervention chirurgicale, et l'on est en droit de se demander si, pour la plupart, ils n'ont pas été le résultat de quelque faute grave.

Ces réserves faites, il faut reconnaître que le succès du traitement par les scarifications a été complet dans les observations de Riedel. Quand les scarifications étaient faites le matin, dès le soir la fièvre était tombée, pour ne plus reparaître ; deux jours après l'opération, la rougeur de la peau avait disparu.

Ces résultats ont été constants ; les seules exceptions signalées ne font que confirmer l'efficacité du traitement. Ainsi, chez une femme atteinte d'un érysipèle de l'avant-bras et soumise aux scarifications, l'érysipèle continua sa marche, à la faveur d'un pont de peau, que les scarifications avaient respecté. Chez un enfant, qui offrait un érysipèle du pied et de la partie antérieure de la jambe jusqu'au genou, les scarifications furent pratiquées sur tout le pourtour du membre, immédiatement au-dessus de l'articulation du genou ; la fièvre persista encore un jour après les scarifications, et, pendant ce temps, l'érysipèle s'étendit à tout le mollet, pour ne s'arrêter qu'au niveau de la zone scarifiée.

Riedel dit n'avoir observé que des érysipèles superficiels. S'il s'était trouvé aux prises avec un érysipèle, qui eût pénétré plus profondément et qui eût envahi le tissu cellulaire sous-cutané, il aurait eu recours à des incisions profondes et se serait même décidé à suivre absolument les préceptes de Kraske, en étendant les scarifications à la totalité de la surface malade.

Comment peut-on expliquer l'action des scarifications dans l'érysipèle? Il est évident, pour moi, qu'il s'agit d'une destruction du microbe de la maladie par la solution antiseptique, déposée sur les plaies et absorbée par elles. Dans le procédé de Riedel, cette destruction n'est opérée que sur les limites de l'érysipèle; elle suffit pour empêcher l'affection de s'étendre plus loin, et l'on sait qu'un érysipèle, qui a cessé de gagner du terrain, n'occasionne plus de fièvre et s'éteint sur place.

Le procédé de Riedel, qui se contente d'opposer aux progrès de l'érysipèle une barrière antiseptique, me paraît devoir être préféré à celui de Kraske, qui oblige à scarifier une surface souvent considérable. Les résultats, publiés jusqu'à présent, sont de nature à donner confiance dans la méthode, et, pour ma part, je n'hésiterais pas à l'expérimenter, le cas échéant.

Ces succès ne doivent pas faire perdre de vue, toutefois, que le traitement rationnel de l'érysipèle est, avant tout, le traitement préventif, et que le rôle du chirurgien consiste à éviter cet accident plutôt qu'à le combattre.

TABLE DES MATIÈRES

CHAPITRE PREMIER

COU ET POITRINE

I

Quelques accidents consécutifs à l'extirpation du corps thyroïde.

II

L'énucléation intraglandulaire du goître.

III

De l'extirpation du larynx.

IV

Pneumotomie et pneumectomie.

CHAPITRE II

ABDOMEN

I

Du traitement de certaines péritonites par la laparotomie.

II

Quelques considérations sur le traitement de l'occlusion intestinale.

III

Remarques sur le traitement de l'anus contre nature accidentel.

IV

De la splénectomie.

V

Des incisions permettant d'aborder le rein.

CHAPITRE III

ORGANES GÉNITO-URINAIRES

I

Du traitement chirurgical de l'exstrophie de la vessie.

II

De l'extirpation des tumeurs de la vessie.

III

Du traitement des calculs vésicaux chez la femme.

IV

Du cathétérisme rétrograde.

V

L'incision antiseptique de l'hydrocèle.

VI

Du traitement du pédicule dans l'hystérectomie par voie abdominale.

CHAPITRE IV

MEMBRES

I

Du traitement des fractures de la rotule.

II

L'arthrectomie du genou.

III

De la désarticulation du genou.

IV

Les nouveaux procédés de résection tibio-tarsienne.

V

L'opération ostéoplastique du pied d'après le procédé de Wladimiroff.

VI

La tarsectomie dans les pieds-bots.

CHAPITRE V

TISSUS EN GÉNÉRAL

I

Résultats cliniques de l'élongation des nerfs.

II

De la guérison des anévrysmes par inflammation du sac.

III

Du traitement de l'érysipéle par les scarifications.

Imp. G. Saint-Aubin, St-Dizier, (Haute-Marne).

www.ingramcontent.com/pod-product-compliance
Lightning Source LLC
LaVergne TN
LVHW020058060726
842526LV00004B/938